HOSPITAL EN CASA

DR. DOUGLAS TENORIO

HOSPITAL EN CASA

Diseño de un Sistema de Atención Médica

PUBLICACIÓN INDEPENDIENTE
Propiedad del autor

Prohibida la reproducción total o parcial de este libro sin la autorización escrita de su autor

Todos los derechos reservados

Primera edición, en español

Email del autor: literaturavidaplus@gmail.com

ISBN: 9798635574843

Cumaná, 2020

ÍNDICE DE CONTENIDO

PRÓLOGO VII
INTRODUCCIÓN 11

PRIMERA PARTE

EL CONTEXTO 19
  UNA MIRADA AL PROBLEMA 19
  UN PASEO POR EL NOSOCOMIO 25
  PRETENSIONES Y POSIBILIDADES 33
    Beneficios asociados al hospital 34
    Beneficios asociados al paciente y su familia 36

SEGUNDA PARTE

DEFINICIONES 41
  UN POCO DE HISTORIA 41
  LA VENEZUELA SANITARIA 47
  MIS CENTROS DE SALUD 48
    Niveles de atención en salud 48
    Misión Barrio Adentro 49
    Atención médica hospitalaria 51
  LA EVALUACIÓN DE LA GESTIÓN 60
    Porcentaje de ocupación 62
    Promedio de estancia 63
    Intervalo de sustitución 63
    Índice de rendimiento 64
    Promedio diario de camas ocupadas 64

TERCERA PARTE

HOSPITAL EN CASA 69

CONSIDERACIONES GENERALES 69
PARÁMETROS DE LA HD 71
    Tipo de patología 72
    Duración de la hospitalización domiciliaria 73
RECURSOS PARA LA ATENCIÓN MÉDICA 74

CUARTA PARTE

DISEÑO DEL SISTEMA 79
  DEFINICIÓN DEL SISTEMA 79
  OBJETIVOS 80
    Objetivo general 80
    Objetivos específicos 81
  ORGANIZACIÓN DEL SISTEMA 83
    Coordinación general 83
    Subsistema de gestión de personal 85
    Subsistema de gestión de inventario 93
    Subsistema de gestión informática 96
    Subsistema de gestión de transporte 98
  INGRESO Y EGRESO DEL SISTEMA 100
    Criterios de ingreso 100
    Criterios de egreso 101
  RECURSOS DEL SISTEMA 102
    Recursos humanos 102
    Recursos materiales 103
  SEDE FÍSICA 103
  FUNCIONAMIENTO DEL SISTEMA 104
  EVALUACIÓN DEL SISTEMA 108
  CONSIDERACIONES FINALES 108

BIBLIOGRAFÍA 111

PRÓLOGO

No es muy común encontrarse con proyectos de Salud en el ámbito de lo logístico, y mucho menos, ubicar innovación logística en los servicios de Salud al margen de tratamientos, terapias, medicamentos, instrumental quirúrgico, etc. En este caso en particular, el libro HOSPITAL EN CASA, Diseño de un Sistema de Atención Médica para la Hospitalización Domiciliaria, nos propone, por intermedio de una novedosa y demás pertinente concepción logística, repensar la dispensa hospitalaria tradicionalmente concebida por la sociedad, procurar estrategias gubernamentales para un reacomodo institucional y social de la prestación hospitalaria que permita mayor eficacia y cobertura de los servicios sanitarios, y con ello, poder reducir la vulnerabilidad global de la Salud Pública.

EL proyecto, concebido desde la formación logística, es verdaderamente revolucionario, viable y necesario; hasta ahora la tendencia ha sido circunscribir esta teoría y práctica al sector de los negocios y de la ingeniería. Pero el autor, ubicado en el contexto social del país, ha ideado una propuesta que puede potenciar esta asistencia, al introducir la logística como ingrediente sinérgico y globalizante en el sistema de salud. En primer lugar, coadyuvaría en el descongestionamiento de la asistencia sanitaria; segundo, mejoraría la cobertura y la respuesta médica; tercero, privilegiaría la atención médica hospitalaria a los casos más urgentes y complejos; cuarto, favorecería la participación ciudadana en el sistema de salud; y quinto, supondría importantes ahorros logísticos para las familias y para el Estado.

La idea del HOSPITAL EN CASA, es un cuestionamiento sano de los actuales Hospitales y Clínicas que fueron erigidos en respuesta a un esquema de desarrollo centralizado, en momentos de una reducida disponibilidad de personal médico, de baja densidad poblacional y de poca demanda social de la atención médica moderna.

En la medida en que la sociedad fue evolucionando y creciendo, los servicios de salud se concentraron más en estas entidades y aunque se ha intentado con los ambulatorios y los dispensarios descongestionar la demanda, su alcance ha sido hasta ahora limitado y poco eficaz, más cuando se requiere de atención hospitalaria.

Al mismo tiempo que se cuestiona el modelo, este proyecto indirectamente introduce nuevos elementos de discusión sobre la factibilidad hospitalaria en casa. Por un lado, define un nuevo actor, con un nuevo rol en la prestación de los servicios de salud: la familia, en el que se visualiza como se induce este novel desempeño; que alcance, que contenido, que estrategias de formación y capacitación deberán implantarse, que resistencias emocionales deben superarse para obtener su comprensión y cuál es la adhesión en este nuevo papel. Y por el otro, determina un nuevo espacio para la hospitalización: la vivienda, a la que se le otorga con dicha definición, una nueva utilidad. ¿Qué condiciones debe presentar la morada familiar para optar a la prestación hospitalaria? ¿Está la familia dispuesta a cederla y a correr los riesgos inherentes? ¿Estará el personal médico y de enfermería conforme o dispuesto a asumir un potencial costo logístico y de seguridad? ¿Se presionará la contratación colectiva? Muchas de estas interrogantes han sido respondidas por el autor en el contenido del libro. La atención hospitalaria será conforme a su complejidad, sin duda; dada la naturaleza de la atención médica es una propuesta de sumo y rigoroso estándar sanitario, pero como proposición al fin, estará sujeta a convenios y controversias.

La innovación logística comportará nuevos roles y la salud pública a la luz de esta proposición tiene que revaluarse. Una nueva estructuración de los servicios de hospitalización es necesaria y pertinente, sea permanente o coyuntural y el panorama mundial en ocasión de la pandemia por el coronavirus hoy nos obliga a cambiar paradigmas en la atención médica, sobre todo cuando se ha establecido con este reciente acontecer global, que el primer y principal frente de batalla contra este virus está en el HOGAR.

Este punto de quiebre de la humanidad tal vez favorezca la comprensión de esta nueva concepción e impulse el paradigma que este proyecto sugiere.

Msc. Ernesto Tenorio
Docente de Postgrado de la Maestría "Gerencia Logística"
Universidad Nacional Experimental de las Fuerzas Armadas
Venezuela

INTRODUCCIÓN

Es evidente que los servicios de hospitalización tradicionales se encuentran colapsados, los recursos para la atención de los pacientes han disminuido considerablemente y las condiciones generales de estos servicios se han ido deteriorando progresivamente. Sin lugar a dudas, todo esto afecta proporcionalmente a los pacientes, a la evolución de la enfermedad y a su recuperación.

Por ello, es propicia la oportunidad para diseñar un sistema de atención médica para la hospitalización en casa, modelo que está prácticamente ausente en los sistema de salud pública de la mayoría de los países en desarrollo y quizás también, en gran parte de los ya desarrollados. De allí que el sistema de atención médica para la hospitalización domiciliaria (HD), podría ser una alternativa viable para descongestionar los servicios de hospitalización, redistribuir los recursos de la atención médica y mejorar la calidad de la atención de los pacientes que ingresan a este sistema.

Tal como fue diseñado, el sistema de atención médica para la hospitalización domiciliaria, ofrece a un paciente que requiere los servicios de hospitalización, la posibilidad de ser atendido en su propia casa bajo condiciones médicas equivalentes a las que tendría si estuviera en un hospital.

Los indicadores de gestión del recurso cama corroboran esta situación, toda vez que evidencian estadísticas que se encuentran por encima de lo normado internacionalmente. Por ejemplo, de acuerdo a la coordinación regional de Registro y Estadística Médica de la Fundación del estado para la Salud del estado Sucre en Venezuela, durante el quinquenio 2012 al 2016, en el hospital universitario "Antonio Patricio Alcalá" de la ciudad de Cumaná, el porcentaje de ocupación promedio fue de 81,90%, el promedio de estancia fue de 6 días, el intervalo de sustitución fue de menos de un día y el rendimiento de la cama alcanzó los 56 días; todas son cifras que se encuentran por encima de los valores normales promedios considerados nacional e internacionalmente. En otras palabras, existe una prolongación de la estancia de pacientes en el hospital, una baja de los egresos, una disminución de la oferta de camas y un aumento en la demanda del servicio hospitalario.

Es una situación que evidentemente compromete la calidad de la atención médica de los pacientes hospitalizados. Con el diseño de un sistema de atención médica para la hospitalización en casa, se ofrece una alternativa en la prestación de servicios de salud con relación a la atención tradicional de hospitalización, trata de replantear un servicio médico-asistencial basado en una nueva organización y nuevas actividades que podrían satisfacer la exigencia actual de las demandas sociales y de gestión sanitaria; pretende reducir, tanto el número de pacientes que ingresan a un hospital usando el domicilio como estructura básica, como el costo económico que se deriva de la estancia y atención misma del paciente.

Por otra parte, este sistema persigue mayor satisfacción y participación de pacientes y sus familiares durante el tratamiento e incorpora el factor emocional como un elemento fundamental para la recuperación de su salud. El objetivo principal radica en adoptar una nueva filosofía asistencial, que busque en primera instancia la modernización del sistema hospitalario acorde a las exigencias de los nuevos tiempos, procurando convertirlo en un modelo efectivo y eficiente, cuya característica principal sea la integración y corresponsabilidad con el nivel primario de atención, basado en el espíritu del trabajo en equipo, posibilitando el establecimiento de labores compartidas y ofreciendo un servicio de calidad y calidez humana.

Como fin último, el sistema pretende lograr el establecimiento y la consolidación de servicios de salud que permitan satisfacer las verdaderas necesidades del paciente.

El autor propone un modelo alternativo que permita orientar una solución a los problemas que se generan en el día a día en el sector salud y plantea el diseño de una infraestructura que puede dar forma a un sistema logístico sustentable que le dé respuesta a la grave crisis de los servicios de hospitalización que presentan los prestadores de servicios de salud del país y de muchas otras naciones. Además, este trabajo explica una serie de ventajas que benefician al paciente, a su rápida recuperación y a su entorno familiar; procura mejorar su atención médica y una mayor participación y corresponsabilidad de los miembros del entorno doméstico, de tal manera que no solo pueda redundar positivamente en su proceso de tratamiento y recuperación, sino también, que logre proveer una asistencia más personalizada y humanizada, promoviendo la educación para la salud, la prevención de la desinserción social, el hospitalismo psíquico y la iatrogenia.

El libro está estructurado básicamente en 4 partes. En conjunto, abordan desde el problema que confronta actualmente el sistema de hospitalización tradicional nacional e internacional, una revisión de aspectos teóricos y conceptuales relacionados al campo de la salud, la logística y la gestión hospitalaria, hasta los elementos, las atribuciones y las funciones que conforman la estructura general del diseño propuesto.

La primera parte indica el problema; define detalladamente las causas, las consecuencias y los descriptores que explican los principales problemas que afectan los servicios de hospitalización en Venezuela y otras partes del mundo. Aquí, también se desarrolla la importancia y los beneficios que traería la implementación del sistema de atención médica para la hospitalización domiciliaria, tanto para el propio sistema hospitalario, como para el paciente y su familia.

La segunda parte contempla el marco conceptual, el cual le da sustento al diseño, abordando los antecedentes de la hospitalización domiciliaria, la organización del sistema de atención médica en Venezuela y los principales indicadores que se utilizan para medir estadísticamente el desempeño y la gestión de los servicios de las salas de hospitalización en cualquier parte del mundo.

La tercera parte del libro hace referencia a todo lo que tiene que ver con la hospitalización domiciliaria: conceptos, criterios de ingreso y egreso al sistema, tipo de patología considerada, duración de la hospitalización en casa y los recursos necesarios para la atención.

La cuarta parte, define de manera pormenorizada cada uno de los elementos que estructuran el diseño del sistema de atención médica para la hospitalización en casa, incluyendo las atribuciones de cada componente y el flujograma de funcionamiento general del sistema. Al final de éste capítulo, se indican una serie de recomendaciones que podrían coadyuvar en la gestión y éxito del sistema propuesto.

PRIMERA PARTE
EL CONTEXTO

EL CONTEXTO

UNA MIRADA AL PROBLEMA

El sistema público de salud nacional e internacional confronta en la actualidad una crisis estructural que se refleja en los servicios de hospitalización de toda la red asistencial. Desde hace muchos años, los hospitales atraviesan enormes dificultades que impiden que su funcionamiento pueda satisfacer las exigencias que demanda un servicio tan elemental y vital para todas las sociedades del mundo moderno. Además de un presupuesto inadecuado, con fallas de insumos médicos y con un déficit importante de recursos humanos, no hay suficientes camas en los hospitales para satisfacer las demandas de la población. Cada día hay más enfermos que requieren ser hospitalizados y cada día hay menos camas que ofrecerles para su diagnostico y tratamiento, lo que se traduce en un aumento considerable de la demanda de camas hospitalarias y una sensible disminución de su oferta.

La compleja situación económica de muchos países, la elevada violencia social, el crecimiento demográfico, los malos hábitos alimentarios y las modificaciones sociosanitarias de la población, han contribuido con el aumento de la demanda de camas de hospitalización, la disminución de su oferta y la consiguiente saturación de los servicios de hospedaje hospitalario.

La carencia de insumos, las deficiencias de personal médico y asistencial, el deterioro de la infraestructura de los centros hospitalarios, también son algunos de los problemas que causan y afectan la capacidad hospitalaria para ofrecer una cama que permita internar a un paciente.

La situación de crisis económica en muchos países afecta directamente los servicios de toda la red asistencial, al disminuir los recursos financieros que deben asignarse para su funcionamiento y para que puedan cumplir con el rol sanitario que les corresponde. En el caso de los servicios de hospitalización, cuando los insumos médicos para diagnóstico y tratamiento fallan por falta de presupuesto, los pacientes prolongan su permanencia en el hospital, y por ende, su egreso.

EL CONTEXTO

El crecimiento demográfico y la falta de planificación para la ampliación de los servicios de hospitalización, es otro factor a considerar en el problema hospitalario. En la medida en que la población crece, en esa misma medida será demandada la asistencia en materia de salud, en consecuencia, de las camas de un hospital.

El alto índice de violencia en el país, el cual se refleja en los registros de las estadísticas de morbimortalidad, contribuye sin lugar a dudas a una alta congestión de los servicios hospitalarios. Cada día se incrementan los casos de pacientes con heridas por violencia física, las heridas por armas de fuego y los politraumatizados, especialmente por accidentes de tránsito. Según lo reflejan los registros médicos, un alto porcentaje de estos pacientes politraumatizados deben ser atendidos en las salas de hospitalización durante largo tiempo, lo que implica mayor inversión en insumos médicos para diagnóstico y tratamiento médico-quirúrgico.

La ampliación de los servicios de la red comunal para la atención primaria en salud de las comunidades, tales como consultorios populares, los centros diagnósticos integrales, las salas de rehabilitación integral y los centros de alta tecnología, también contribuyen a la existencia de una alta demanda de los servicios de hospitalización, toda vez que al haber mayor disponibilidad de centros asistenciales, mayor será la posibilidad de que muchos pacientes sean referidos al hospital para una atención con recursos de mayor complejidad.

Se debe entender que toda prolongación de la estancia de un paciente en un hospital, cualquiera sea su causa, se traduce en una disminución de las cifras estadísticas de egreso hospitalario, una disminución de la oferta de camas de hospitalización y un aumento de la demanda de servicios. Al final, todo conlleva a la saturación y a la congestión de las salas de hospitalización.

Cuatro camas por cada mil habitantes es la cantidad que la Organización Mundial de la Salud (OMS) considera como mínimo aceptable a la hora de evaluar los sistemas hospitalarios del mundo. De acuerdo con los informes anuales de la Organización Panamericana de la Salud (OPS), titulados "Situación de la Salud en las Américas", indicadores básicos (2016), para los años 2011, 2012, 2013 y 2014, el sistema público nacional de salud en Venezuela, contaba con 0,9 camas hospitalarias por cada mil habitantes, esto implica que en esos cuatro años el país presento en promedio un déficit de 77% de las camas necesarias para cubrir la demanda de la población.

En Venezuela, en una década, la dotación de camas hospitalarias se mantuvo sin mejoras puntuales superiores al 10%. Desde 1999 hasta el año 2014, el descenso en camas disponibles fue de 73%, a pesar de los diversos planes de recuperación de las instalaciones médicas propuestos desde el ejecutivo nacional, el ministerio del Poder Popular para la Salud y desde el Estado Mayor de la Salud.

De acuerdo a la Organización No Gubernamental (ONG) venezolana "Médicos por la Salud" (2017), en el país se disponen de 42.000 camas en sus hospitales, pero actualmente funcionan solo 11.800, ya que el 72% de la capacidad hospitalaria está fuera de servicio. El mismo informe señala que el 51% de las camas de los pabellones del país están inoperativas, así como también, están inoperativas el 32% del resto de las camas de los servicios. Esto representa el 39% de las camas totales de los hospitales del país. En los servicios de atención de salud privados funciona el 100% de sus camas hospitalarias, pero estos solo atienden al 55% de toda población.

HOSPITAL EN CASA

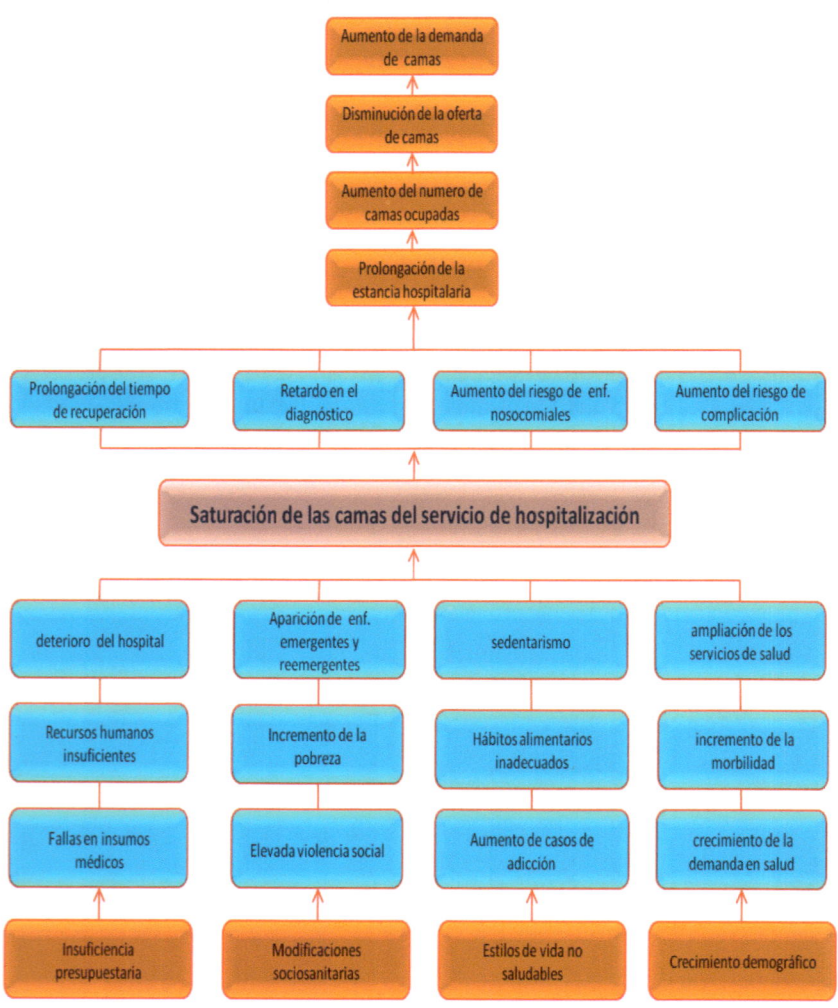

FIG. 1-1. Árbol del problema de la saturación de camas hospitalaria.

EL CONTEXTO

UN PASEO POR EL NOSOCOMIO

En la actualidad, las limitaciones de presupuesto hospitalario, las modificaciones de los hábitos sociosanitarios, los intensos cambios demográficos, el incremento de la esperanza de vida de la población, el consecuente y progresivo crecimiento de la población anciana, la alta incidencia de pacientes politraumatizados y víctimas de la violencia social, entre muchas más razones, obligan a buscar nuevas formas de gestión y propuestas de reformas estructurales que faciliten el desarrollo de medidas y reorientaciones en el sistema sanitario. Estas medidas deben permitir a su vez dar respuestas efectivas para satisfacer las necesidades de toda esta población enferma que acude finalmente al hospital.

La Hospitalización Domiciliaria (HD), u hospitalización en casa, es considerada un mecanismo de atención en salud, una opción que puede contribuir a mejorar la situación de saturación de los servicios de hospitalización en un país y responder oportuna, eficaz y permanentemente a toda la problemática que se deriva de la elevada demanda y la poca oferta de las camas de un hospital.

La Hospitalización Domiciliaria puede llegar a convertirse en un sistema de atención en salud sustentable y sólido, que ayude a resolver en cierta medida la crisis que deben enfrentar los pacientes que ameritan ser tratados en las salas de hospitalización de un nosocomio.

La Hospitalización Domiciliaria representa una nueva filosofía asistencial, rompe con el esquema tradicional del sistema sanitario mundial y es la prestación de un servicio distinto a lo que significa el sistema hospitalario que conocemos, este que engloba a una institución cerrada, vertical y unidireccional y que se aleja de la atención primaria de la salud.

La Hospitalización Domiciliaria trata de replantear un servicio médico asistencial basada en nuevos objetivos, una nueva organización y nuevas actividades que podrían satisfacer la exigencia actual de las demandas sociales, demográficas y de gestión sanitaria. Este sistema de atención en salud, rompe con conceptos tradicionales de atención médica, es un gran desafío a la estructura general implantada con relación a los servicios sanitarios, especialmente al servicio tradicional hospitalario; por un lado pretende reducir el número de pacientes que ingresan al hospital para atender sus problemas de salud usando su propio domicilio como estructura básica, y por el otro, reducir significativamente el costo económico que se deriva de su atención y estancia en ese mismo hospital.

La hospitalización domiciliaria genera un impacto positivo en cuanto a evolución clínica y satisfacción del paciente, situación que en muchos casos no se observa en el hospital; aquí frecuentemente se aprecia una menor satisfacción del paciente, ausencia casi absoluta en la participación de la familia con respecto a los cuidados médicos, falta de humanización asistencial, mayor dependencia de casos hacia el hospital, complicaciones con las infecciones nosocomiales y una larga estancia para su recuperación dentro de la instalación hospitalaria.

Es extraño observar que en Venezuela, aún cuando existe la prestación de servicios de salud pública que ofrece la Misión Barrio Adentro a través de una nueva red asistencial, la llamada red comunal de salud, la cual se estructura con equipos de salud básicos dentro de los consultorios populares y centros diagnósticos integrales y funcionan en el seno de la mayoría de las comunidades, en más de diez años de desempeño, aún la hospitalización domiciliaria no existe y no hay evidencia alguna de que esto ocurrirá.

La Misión Barrio Adentro, como parte fundamental del sistema público nacional de salud en Venezuela, dedicada fundamentalmente a la atención primaria de salud, cuenta con una infraestructura y un equipo de trabajo sanitario consolidado a nivel de las comunidades. Estos equipos forman parte de los consultorios populares, los centros diagnósticos integrales y las salas de rehabilitación integral y están conformados por médicos especialistas en medicina general integral, médicos integrales comunitarios, profesionales en enfermería, promotores de salud, entre otros. Los servicios de la Misión Barrio Adentro están orientados fundamentalmente hacia la atención primaria de salud en esas mismas comunidades, lo que podría ser una excelente oportunidad para poner en ejecución un hospital en casa. Sería una acción coordinada entre la asistencia hospitalaria y la atención primaria de salud, por supuesto, bajo esta modalidad asistencial.

En Venezuela, no existe ninguna experiencia en cuanto a HD, ni en el sector público ni en el privado; de hecho, es prácticamente desconocida en el equipo sanitario local y ni siquiera existe ningún proyecto ni estudio de investigación conocidos que puedan llevar en un futuro próximo a la implantación de ésta modalidad.

La Hospitalización Domiciliaria surge como una necesidad poblacional: demanda de atención médica especializada continua y de estrecha vigilancia de cada paciente, alto costo por hospitalización tradicional y exigencia de satisfacción física y emocional durante su tratamiento y recuperación, cosa que el hospital de hoy no podría resolver dada la situación económica actual.

El modelo hospitalario tradicional que rige en casi todos los países, es evidentemente dicotómico y sin continuidad con la atención primaria de salud, quiere decir que no se interrelaciona ni vincula con el primer nivel de atención en salud y no sigue la cadena de secuencias lógicas para una atención médica efectiva y eficiente.

El modelo hospitalario tradicional está destinado a pacientes que están incorporados en algún tipo de programa o asistencia especial de salud, o por sus precarias condiciones, son los que ameritan una vigilancia y un seguimiento continuo en el hospital. Por supuesto, el modelo incluye terapéuticas y cuidados muchas veces de complejidad, sin embargo, esta atención hospitalaria es un modelo transversal, vertical y centrado exclusivamente en la enfermedad; en otras palabras, aborda al paciente en un momento dado, preciso y circunstancial sin considerar todos los factores que han influido en su enfermedad, el medio que los ha afectado y el tiempo transcurrido en el desarrollo de la enfermedad; carece de una adecuada y necesaria integración sociosanitaria del paciente y posee un abordaje poco humanizado. En consecuencia, el hospital presta un servicio que además de generar altos costos por su funcionamiento, carece de un enfoque integral y comunitario de los problemas de salud.

En el aspecto humano y emocional, el hospital es rígido e inflexible; es poco considerado el bienestar emocional y la satisfacción del paciente; la participación familiar en la atención y el cuidado es prácticamente nulo, la asistencia es despersonalizada y menos humanizada y se obvia por completo el entorno social de ese mismo paciente. En la HD existe mejor atención, mayor participación familiar, asistencia personalizada y más humanizada y un entorno social y ambiental trascendente para el beneficio del paciente.

El sistema HD, permite mayor satisfacción y participación por parte del paciente y sus familiares durante el tratamiento; además, desde el punto de vista clínico, un enfermo tendría mejor evolución en el caso de algunas enfermedades, con la reducción de ciertas complicaciones.

En un hospital tradicional hay enfermedades que se originan dentro de su propio seno, debido a la sola estancia hospitalaria

Los pacientes que con mayor frecuencia se han beneficiado del sistema HD son: los pacientes con enfermedades agudas: enfermedades infectocontagiosas, neumonías y tuberculosis, nefritis, pielonefritis y aplasias postquimioterapia, enfermedades vasculares, enfermedades neurológicas, pacientes con nutrición parenteral y ventilación mecánica, enfermedad broncopulmonar obstructiva crónica, cardiopatías, hepatopatías crónicas, SIDA, cirrosis hepática, neoplasias, enfermedades terminales, postoperatorio inmediato de cirugía menor y media, postoperatorio tardío y complicaciones de cirugía mayor, postoperatorio de cirugía traumatológica y ortopédica y el tratamiento de grandes escaras y ulceras cutáneas.

La HD podría resolver un problema de asignación de recursos hospitalarios, toda vez que se mejora su disponibilidad y la distribución tanto del componente material como del componente humano, aumenta la rotación y disponibilidad de camas, reduce las estancias innecesarias, acorta los periodos de recuperación y posibilita una mejora sustancial y general de los diferentes servicios que presta. Al final, los resultados que se esperan obtener deben indicar un incremento de la eficacia y efectividad asistencial y un uso más racional y eficiente de los recursos sanitarios.

EL CONTEXTO

La población en general se beneficiaría: menos gastos invertidos en la atención médica, menos infecciones nosocomiales, menos construcción de hospitales y menos dotación para su funcionamiento; es decir, mayor eficacia y efectividad en el servicio sanitario.

La HD posibilita la integración y mejora de las relaciones entre el nivel de atención primaria de la salud y el nivel hospitalario, por consiguiente, posibilita la atención continuada, integral y multidisciplinaria entre los profesionales de ambos niveles. El modo en que se pueda abordar los distintos problemas de salud y su solución, depende fundamentalmente de este nivel de integración y de la coordinación entre los equipos de trabajo de atención primaria y los equipos de trabajo del hospital.

En este sentido, el mayor reto que se puede plantear en la actualidad para mejorar el sistema de salud pública, es la transformación de la rígida y tradicional jerarquización de los servicios de salud establecidos en niveles asistenciales, convirtiéndola en un modelo que deje a un lado las barreras físicas de las organizaciones sanitarias, dando impulso al establecimiento de una filosofía que enarbole un modelo asistencial integrado, coordinado y de corresponsabilidad de todos su actores, tanto del centro de salud primario como del hospitalario. Precisamente es aquí donde el servicio de HD encuentra todo su significado y puede demostrar que constituye una eficaz herramienta para edificar un nuevo modelo de atención en materia de salud.

Por tanto, es necesario adoptar una nueva filosofía asistencial que logre la modernización del sistema hospitalario acorde a las exigencias de los nuevos tiempos, procurando su conversión en un modelo efectivo y eficiente, cuya característica principal sea la integración y corresponsabilidad con el nivel primario de atención.

Establecer el servicio de HD, como sistema y parte del sector sanitario del país, impulsaría el establecimiento y la consolidación de servicios prestadores de salud que responden adecuada y oportunamente a las necesidades del usuario.

Es importante que las dependencias sanitarias de un país, independientemente de su jerarquía, promuevan estudios que permitan ampliar los conocimientos sobre nuevos modelos de atención sanitaria. Su justificación se explicaría con el desarrollo de procesos que concluirían con nuevos proyectos, nuevos diseños, sustentables y permanentes, que puedan dar respuestas y contribuir a solucionar la grave situación que se deriva de la alta demanda de servicios hospitalarios.

Para comprender la verdadera importancia del diseño y la ejecución del sistema de atención médica que se está planteando, se debe tener un claro conocimiento sobre la organización del sistema de atención médica en Venezuela, sobre los principales indicadores de gestión de los servicios de hospitalización tradicional y sobre el modelo de hospitalización domiciliaria como una alternativa viable para ayudar a resolver los principales problemas que confrontan

EL CONTEXTO

los hospitales del país. Todos estos temas serán desarrollados a continuación.

PRETENSIONES Y POSIBILIDADES

La posibilidad real y los beneficios consecuentes de implantar un nuevo modelo asistencial que permita hospitalizar a los pacientes en su propio domicilio, dispensándole un conjunto de atenciones y cuidados médicos y de enfermería como si estuviera bajo la infraestructura tradicional de un hospital, es la razón básica para diseñar y proponer este sistema de atención médica para la hospitalización en casa.

Es una propuesta orientada hacia la búsqueda de modelos alternativos que permitan darle solución a un problema que sucede en el día a día en el sector salud de Venezuela. El diseño finaliza con aportes de elementos científicos que permiten la construcción de un nuevo modelo que define un sistema logístico sustentable que le puede dar respuesta en lo inmediato a la grave crisis de los servicios de hospitalización que se vive en el país.

La atención hospitalaria tradicional se caracteriza por ser un modelo de atención rígida, vertical y unilateral que lo lleva a alejarse cada día más de los nuevos tiempos que rigen a nuestra sociedad actual, donde hoy muchas instituciones rompen viejos esquemas, se modifican y surgen como organizaciones nuevas que se adaptan y armonizan con el entorno.

El sistema de hospitalización domiciliaria es un ejemplo de ese nuevo modelo que se necesita para satisfacer las exigencias de los nuevos tiempos, en donde se han modificado los hábitos higiénicos, donde se han dado cambios demográficos importantes, donde los recursos del sector salud cada día son más onerosos y por tanto, deben ser redistribuidos si se quiere una provisión de servicios de salud que funcione con eficiencia y eficacia.

Por otro lado, desde la perspectiva humana, esta propuesta expone una serie de ventajas que benefician al paciente, a su rápida recuperación y a su entorno familiar; mejor atención, participación y corresponsabilidad; mayor y mejor calidad de vida, intimidad y bienestar emocional; asistencia personalizada y humanizada; educación para la salud; prevención de la desinserción social, del hospitalismo psíquico y menor riesgo de iatrogenia.

La propuesta del modelo de HD y su implantación en la red asistencial supone alcanzar beneficios tanto para el hospital como para el paciente y su entorno familiar.

Beneficios asociados al hospital

Los beneficios asociados al hospital que se pueden lograr con la implementación de la HD son los siguientes:

-Aumento de la rotación cama/paciente, por lo cual se liberan mayor cantidad de camas y recursos para atender nuevas demandas sanitarias, tales como pacientes en lista de espera quirúrgica y demandas de urgencias.

EL CONTEXTO

-Optimización en el uso de las camas, generando una mayor cantidad de servicios hospitalarios y mejorando su capacidad para adaptarse a las variaciones de la demanda de su población.

-Ahorro sustantivo de recursos económicos que pueden ser redistribuidos en otras aéreas de atención hospitalaria, si se considera que el costo directo de la HD es significativamente menor en comparación con la hospitalización tradicional.

-Creación y consolidación de equipos multidisciplinarios para la atención integral de los pacientes.

-Establecimiento de una red de vinculaciones formales con la red de atención primaria de salud y el hospital que permitan actuar, tanto directa como indirectamente, a través de los equipos básicos de salud.

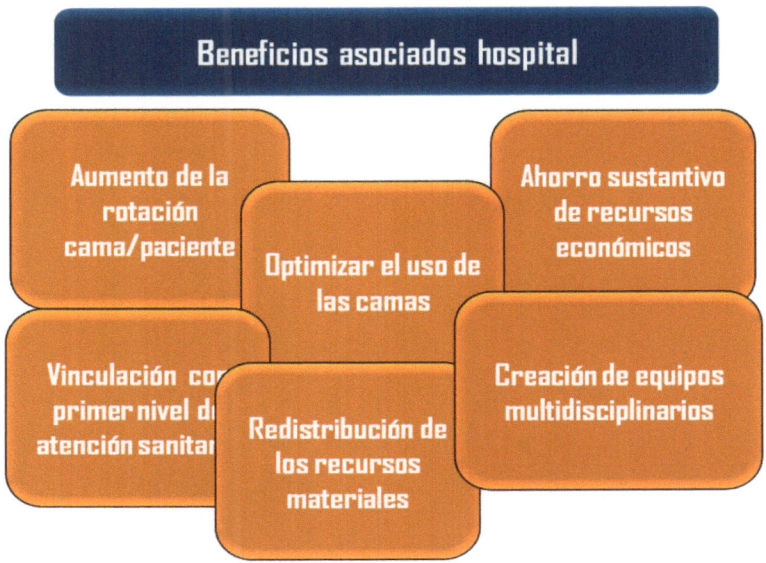

FIG. 1-2. Beneficios asociados al hospital.

Beneficios asociados al paciente y su familia

Los beneficios asociados al paciente y su familia que se pueden lograr con la implementación de la HD son los siguientes:

-Se reduce el riesgo de infecciones nosocomiales y otras complicaciones asociadas al ingreso.

-Confort físico para el paciente por encontrarse dentro su domicilio y mayor intimidad con su entorno familiar al contar con su afecto y estímulo.

-Ahorro de recursos económicos para la familia, toda vez que evita erogaciones por traslado al hospital y compra de alimentos fuera del domicilio.

-Búsqueda de personas alternativas para atender al paciente, sobre todo si este es un niño, pues en muchas ocasiones, los padres o responsables de su cuidado tienen ausencias laborales prolongadas que les ocasionan dificultades en su trabajo y disminución de su ingreso familiar.

-Promoción de mayor autocuidado y prevención por la educación sanitaria que se debe impartir al grupo familiar. Al final, mejora la calidad de vida del paciente y de los cuidadores, acercando la asistencia a su entorno familiar.

En el contexto, en el cual los servicios hospitalarios son muy demandados, sus camas están sobresaturadas, los costos se elevan significativamente y la atención del paciente es cada vez mas despersonalizada, se plantea una transformación y adecuación de las estructuras sanitarias que

EL CONTEXTO

permitan una atención en salud oportuna, de calidad y de calidez humana.

El proyecto debe ser determinante para convencer a los entes con poder de decisión política y económica, sobre todo del sector de la salud pública, que es realmente necesaria la construcción, el desarrollo y la consolidación de un nuevo sistema de atención médica que dé respuesta a los numerosos problemas que se viven en los servicios de hospitalización de la red de hospitales nacionales.

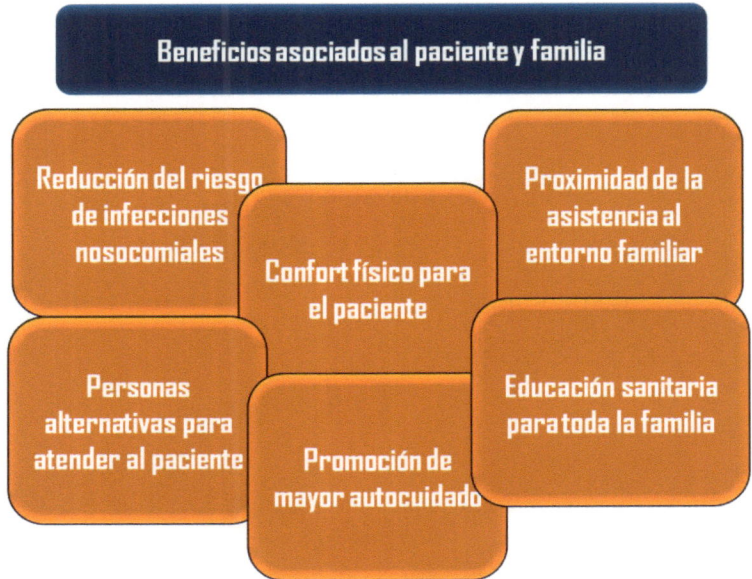

FIG. 1-3. Beneficios asociados al paciente y su familia.

37

SEGUNDA PARTE
DEFINICIONES

DEFINICIONES

UN POCO DE HISTORIA

En la historia antigua, vemos que nunca existió una infraestructura sanitaria para la atención médica como lo que conocemos hoy como hospital; el cuidado de personas afectadas en su estado de salud siempre se llevó a cabo dentro de su propio domicilio.

Los médicos y personas dedicadas por profesión a proveer servicios de salud, visitaban a los pacientes en sus propias casas, donde no solamente los examinaban y hacían el diagnostico, también aplicaban el tratamiento y los evaluaban día a día. La asistencia médica en el domicilio fue la primera que ocurrió en la historia y se mantuvo así por cientos de años.

Los primeros antecedentes conocidos al respecto vienen desde la reconocida historia de Hipócrates, pero no fue sino en Europa durante la edad media, cuando surgió y se instauró la figura del hospital, un lugar cuya misión principal era alojar a personas enfermas de muy bajos recursos económicos en estado de salud terminal; estas personas estaban afectadas por patologías infectocontagiosas que requerían de absoluto aislamiento y eran atendidas por personas pertenecientes a instituciones de carácter religioso.

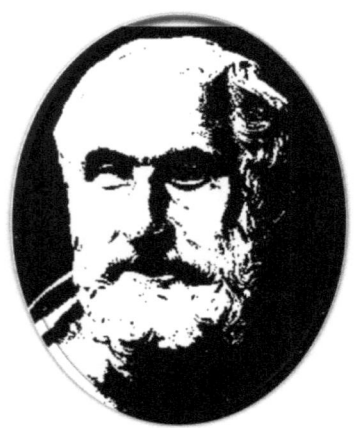

FIG. 2-1. Hipócrates de Cos.

Además, quienes prestaban sus servicios a los enfermos en éstos lugares, carecían de conocimientos en medicina y de recursos diagnósticos y terapéuticos. El ingreso de los pacientes a este "embrión" de hospital simplemente pretendía ofrecerles una atención en cuanto a sus cuidados personales básicos, con la única y exclusiva intención de dignificar sus últimos días de vida. De ésta manera, nació una institución que comenzó a crecer, desarrollarse y evolucionar hasta lo que conocemos hoy día como hospital.

DEFINICIONES

En el siglo XVIII, aparece ya la figura de hospital como centro de referencia de la atención médica especializada. Ahora este hospital que se popularizo en Europa, no solo atiende a los pobres, también ofrece sus servicios a personas de clase social alta, pero sigue vigente y se mantiene la visita médica al domicilio de las personas enfermas. Desde el siglo XVIII, esta práctica de atención médica domiciliaria comienza a decaer hasta mediados del siglo XX cuando prácticamente desaparece.

Desde el siglo XVIII hasta el día de hoy, el hospital es el centro principal de asistencia médica para pacientes que necesitan ser internados para una evaluación y tratamiento especializado. Desde este siglo, los hospitales dispusieron de algunas herramientas científicas y trataban a los pacientes con métodos rudimentarios y poco científicos, pues no fue sino a finales del siglo XIX cuando empezó a consolidarse la medicina científica.

Hoy el hospital es un centro diagnóstico, de tratamiento, de investigación y docencia, dotados de ingentes recursos materiales, tecnológicos y de personal calificado, que es capaz de resolver la mayoría de los problemas médicos de los pacientes hospitalizados, pero no puede responder a la demanda actual que implica la explosión demográfica ni puede satisfacer las exigencias de restauración de la salud de toda la población enferma de su área de influencia.

Fue en 1947 en Nueva York, donde nació la hospitalización domiciliaria moderna como una extensión del hospital hacia el domicilio del paciente. Desde esta fecha hasta la actualidad, ha proliferado la creación de esta modalidad de atención en salud, tanto en Estados Unidos como en Europa, implantada con un diseño que se adapta a cada sistema de salud de su nación.

En Alemania y Suecia se inició su implementación en los años setenta. En Italia comenzó a principio de los años ochenta, conocido con el nombre de "ospedalizzacione a domicilio" y en España arranca a inicios de los años noventa.

En el caso particular de España, uno de los países europeos donde la HD se ha extendido considerablemente, su creación fue motivada por la saturación de los hospitales y por tratar de regular el enorme costo económico de su funcionamiento. Al principio, la HD en España fue de crecimiento anárquico, sin un plan que permitiera unificar conceptos y criterios para su desarrollo, pero hoy día España cuenta con una modalidad de HD bien estructurada y desarrollada con una normativa legal que rige su funcionamiento.

En Latinoamérica, a diferencia de Europa, los cambios demográficos han sido muy diferentes; mientras que en los países desarrollados tardaron un siglo en envejecer, los países en vías de desarrollo envejecerán en no menos de 30 años. La población latinoamericana es proporcionalmente joven si se compara con la población europea, esta es una población predominantemente envejecida. Las gráficas de pirámides poblacionales de las naciones latinas presentan una base ancha contra una cúspide puntiaguda, lo contrario de la pirámide poblacional de las naciones europeas. Significa que en Europa existe mayor prevalencia de pacientes con enfermedades crónicas degenerativas y enfermedades propias de la edad, en comparación con los indicadores de salud de los países latinos.

De allí que estos indicadores demográficos y de salud, también estén contribuyendo a que algunas naciones latinas estén acogiendo la modalidad de HD como modelo de atención para sus servicios de salud.

En Latinoamérica, han existido varios ensayos de modelos de atención domiciliaria y la mayoría de estos se han desarrollado con una orientación hacia la atención primaria en salud, con programas de atención de adultos mayores y con servicios sociales y alianzas estratégicas para complementar los servicios sanitarios.

En Argentina, las primeras experiencias en HD comenzaron en el hospital de la comunidad de Mar de la Plata y el hospital Castex de San Martín. En los últimos 16 años en Colombia, se empezó a implementar la HD a nivel privado y de manera sistemática, por lo que hoy casi todas las grandes aseguradoras en este país tienen sus empresas filiales con un sistema de hospitalización en casa.

En el año 2001, Brasil implementa el Programa de Asistencia Domiciliaria a partir de una norma operacional de la asistencia en salud pública y está orientada en función de asistir principalmente a los adultos mayores; estos son regidos por los gobiernos locales con el apoyo de servicios comunitarios.

En diciembre de 1993 en Perú, se da comienzo a la HD de forma organizada en el antiguo IPSS (Instituto Peruano de Seguridad Social) donde se crea el PADOMI (Programa de Atención Domiciliaria).

De acuerdo a la Corporación Médicos para Chile, aunque se aplica en la medicina privada chilena desde hace muchos años, la HD fue implementada formalmente en su sistema público de salud en el año 2011, como parte de una estrategia del ministerio respectivo para solventar la pérdida de camas hospitalarias que experimentó la nación, luego del terremoto del 27 de febrero del año 2010 y que afectó considerablemente al centro y sur del país.

En Venezuela, según Almarza (2007), "el servicio de HD ha sido muy limitado y escaso". Dentro del sistema público nacional de salud, el servicio HD no existe en ninguna parte del territorio nacional. Pocos años de experiencia y un pequeño sector privado dispensador de salud solo se ha acogido a esta modalidad de atención médica. La mayoría de estas empresas son privadas y ofrecen el servicio HD en la región capital. En la región zuliana en Venezuela, existe un servicio de HD, la unidad de Home Care, iniciada en el hospital El Rosario desde el año 2000. Este hospital ofrece sus servicios HD de manera limitada a la población de la costa oriental del Lago de Maracaibo y las zonas aledañas y lo hace porque no cuenta con la suficiente capacidad arquitectónica ni de recursos materiales y humanos para satisfacer las exigencias de una hospitalización tradicional. Además, dentro de los objetivos que se plantearon para su creación, está ofrecer una oportuna respuesta al cliente y humanizar la atención de sus usuarios. Su fuente de financiamiento más importante depende del sector petrolero local y de múltiples empresas que desarrollan alguna actividad económica en la región.

LA VENEZUELA SANITARIA

Según la Organización Mundial de la Salud (OMS), el sistema de salud venezolano se caracteriza por ser una organización de funcionamiento muy fragmentado y complejo; en él se integran los sub-sectores públicos y privados, conformados por múltiples actores que cumplen funciones de regulación, de funcionamiento, de aseguramiento y de prestación de servicios. Son más de 2.400 instituciones que trabajan en el campo de la salud: centros de salud dependientes del Ministerio del Poder Popular para la Salud, el Instituto de Previsión Social del Ministerio de Educación, el Instituto de Previsión Social de las Fuerzas Armadas, de las gobernaciones de estado, de las alcaldías y del sector privado.

El número de establecimientos que conforman la red pública de asistencia a la salud, aunque satisface las exigencias del país en términos de infraestructura, presenta fallas en su distribución geográfica, ya que existe una disparidad en relación con la tasa cama/habitante y la cobertura de servicios por entidad.

Sobre la relación habitante por cama, el estándar internacional indica que para que exista una cobertura adecuada, deben existir 40 camas por cada 10.000 habitantes.

Se debe considerar que no todas las camas se encuentran arquitectónicamente en condiciones de operatividad y la capacidad de resolución de los hospitales con relación al crecimiento poblacional y área de influencia del centro, es muchas veces insuficiente, con extensas listas de espera para cirugía y hospitalización.

MIS CENTROS DE SALUD

La Ley Orgánica de Salud de Venezuela, instrumento administrativo y normativo del sistema de salud nacional, establece para la ejecución de acciones de promoción, conservación, recuperación y rehabilitación de la población venezolana, tres niveles de atención médica, los cuales se corresponden con el grado de complejidad de las enfermedades y con los medios diagnósticos y de tratamiento de las personas, las familias y las comunidades.

Niveles de atención en salud

Primer nivel de atención. Es el nivel primario de atención en salud, el instrumento asistencial inicial de la administración sanitaria, que por su menor complejidad, facilita el acceso y la participación de la población que demanda o no los servicios de salud, el cual es ofertado en forma oportuna, ambulatoria y sin distinción de edad, sexo, ni motivos de consultas, obteniéndose el máximo producto de salud con una menor inversión de recursos humanos y materiales.

Segundo nivel de atención. Es el nivel secundario de atención en salud, el instrumento de administración sanitaria con mayor complejidad estructural y funcional comparado con el primer nivel de atención, donde los problemas de salud son atendidos de acuerdo a la edad, sexo y el motivo de la consulta.

Tercer nivel de atención. Es el nivel terciario de atención en salud, el instrumento de administración sanitaria de máxima complejidad estructural y funcional, donde los problemas de salud son atendidos de forma específica, de acuerdo al órgano y aparato afectado, requiriendo procedimientos diagnósticos y terapéuticos especiales, intrahospitalarios y eventualmente ambulatorios.

Misión Barrio Adentro

La Misión Barrio Adentro, es un componente del Sistema Público Nacional de Salud que se estableció por convenio entre Cuba y Venezuela en diciembre del año 2003; por éste convenio, médicos, enfermeras y otros profesionales del área de la salud de Cuba, se incorporaron activamente en la prestación de los diferentes servicios de atención sanitaria que se ofrecen en Venezuela. La Misión Barrio Adentro se divide funcionalmente en tres partes: Barrio Adentro I, Barrio Adentro II y Barrio Adentro III.

Barrio Adentro I. Es el primer nivel de atención en salud. Tiene como fundamento el fortalecimiento de la red de atención primaria integral; cuenta con 578 consultorios populares en todo el país y tiene como actividades: las preventivas (talleres, charlas educativas y socio sanitarias, saneamiento ambiental) emergencia, medicina general, pediatría, atención a niños sanos, atención al adulto mayor, control pre y post-natal, vacunación, odontología y control de citología.

Barrio Adentro II. Es el segundo nivel de atención en salud. Funciona con equipos básicos de diagnóstico, en clínicas populares o policlínicas y cuenta con los componentes que se describen a continuación.

Centro de Diagnóstico Integral (CDI) que brinda: emergencia/urgencias, consultas de ecocardiografía e imagenología en general, endoscopia, laboratorio clínico, electrocardiograma y oftalmología.

Sala de Rehabilitación Integral (SRI) que brinda: electroterapia, electroestímulo, ultrasonido, laserterapia y magnetoterapia, termoterapia (calor infrarrojo, diatermia e hidroterapia), tracción cérvico-lumbar, gimnasio, pediatría y adultos, medicina natural y tradicional (acupuntura, moxibus, tión y masajes), logopedia, terapia ocupacional y podología.

DEFINICIONES

Centro de Diagnostico de Alta Tecnología que brinda: servicios de radiodiagnóstico y telecomando, mamografía, tomografía, resonancia, ultrasonido y electrocardiograma.

Barrio Adentro III. Es una estructura con funciones administrativas y financieras. Se encarga del equipamiento hospitalario y de las instituciones con problemas de esta índole.

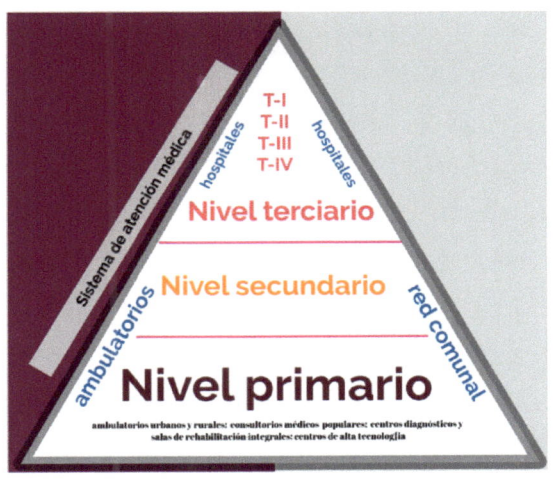

FIG. 2-2. Sistema sanitario en Venezuela.

Atención médica hospitalaria

Los hospitales ofrecen una gran diversidad de servicios de atención médica, de convalecencia y de cuidados paliativos, con los medios diagnósticos y terapéuticos necesarios para responder a manifestaciones agudas y crónicas debidas a enfermedades, así como a traumatismos o anomalías genéticas. De ese modo, generan información esencial para las investigaciones, la educación y la gestión.

Para la OMS, el hospital es parte fundamental de una organización médica y social, con la misión de proporcionar a la población una asistencia médica y sanitaria completa, tanto curativa como preventiva y cuyos servicios externos se irradian hasta el ámbito familiar.

La asistencia sanitaria correspondiente a la medicina especializada, incluye la hospitalización y la rehabilitación. Es distinta de la atención primaria de la salud, la cual incluye, además de las acciones curativas y rehabilitadoras, las que tiendan a la promoción de la salud y a la prevención de la enfermedad del individuo y de la comunidad; la prestación de este servicio ocurre en el centro de salud y en el domicilio del paciente.

El servicio médico-hospitalario engloba a todas las áreas del hospital que tienen una función asistencial, es decir, atención directa del paciente por parte de profesionales del equipo de salud. Las consultas primordiales en la asistencia directa del paciente son:

-La consulta externa, para atender pacientes con problemas ambulatorios y que no requieren de hospitalización;

-Las consultas de emergencias, en donde se puede decidir si se hospitaliza o no al paciente de acuerdo a sus condiciones de salud; y

-Los servicios de hospitalización, para cuidado de problemas que sí requieren una estancia dentro de las instalaciones del hospital.

Clasificación y características de los hospitales. Existen hospitales generales que se diseñaron para todo tipo de pacientes y los hospitales especializados destinados a personas con patologías que requieren de la atención de una especialidad médica determinada. Dentro de los hospitales especializados se pueden mencionar los centros materno-infantiles, los cardiológicos, los hospitales psiquiátricos y los hospitales de larga estancia.

De acuerdo a la gaceta oficial de Venezuela número 32.650, decreto número 1.798 del 21-01-1983, sobre las Normas de Clasificación de Establecimientos de Atención Médica del sub-sector salud en Venezuela, aún vigente, los hospitales se clasifican en hospitales tipo I, tipo II, tipo III y tipo IV. Los hospitales del sistema público nacional de salud se clasifican fundamentalmente de acuerdo al número de camas existentes para la hospitalización de los pacientes:

-Hospital tipo I: tiene entre 20 y 50 camas.
-Hospital tipo II: tiene entre 50 y 150 camas.
-Hospital tipo III: tiene entre 150 a 300 camas.
-Hospital tipo IV: tiene más de 300 camas.

Las atribuciones, funciones y características de cada uno de estos hospitales se mencionan a continuación.

Los hospitales tipo I. Prestan atención médica integral de nivel primario, secundario y terciario, según su categoría. Dentro de la estructura de su organización, cuentan con camas de observación y de hospitalización. Tienen las siguientes características:

-Prestan atención ambulatoria de nivel primario y secundario, tanto médica como odontológica.

-Sirven de centro de referencia de nivel ambulatorio.

-Se encuentran ubicados en poblaciones hasta de veinte mil (20.000) habitantes y con área de influencia demográfica hasta de sesenta mil (60.000) habitantes.

-Tienen entre 20 y 60 camas.

-Están organizados para prestar los siguientes servicios básicos: Medicina, Cirugía, Gineco-obstetricia y Pediatría.

-Cuentan con los siguientes servicios de colaboración: laboratorio, radiodiagnóstico, farmacia, anestesia, hemoterapia, y emergencia.

Poseen la estructura organizativa siguiente:

-Una dirección, a cargo de un médico con experiencia comprobada en el área de la salud pública, preferiblemente con formación académica con curso medio de Salud Pública, mención Administración de Hospitales.

-Servicios clínicos básicos dirigidos por médicos especialistas.

-Administración de personal a cargo del jefe de la oficina de personal.

-Administración a cargo de un intendente.

DEFINICIONES

-Servicio de mantenimiento a cargo del jefe de mantenimiento.

Los Hospitales tipo II. Los hospitales tipo II tienen las siguientes características:

-Prestan atención de nivel primario, secundario y algunos de nivel terciario.

-Se encuentran ubicados en poblaciones mayores de veinte mil (20.000) habitantes y con área de influencia hasta de 100.000 habitantes.

-Tienen entre 60 y150 camas de hospitalización.

-Pueden desarrollar actividades docentes asistenciales de nivel pre y post-grado, paramédico y de investigación.

El hospital tipo II presta los siguientes servicios:

-Medicina, servicio de cardiología, psiquiatría, dermatovenereología y neumonía.

-Cirugía: traumatología, oftalmología y ORL.

-Ginecología y obstetricia.

-Pediatría.

También ofrece los servicios de colaboración y diagnóstico, servicios diferenciados de enfermería, trabajo social y dietética. Pueden contar con una sección de fisioterapia. La estructura organizativa del hospital tipo II es la siguiente:

-Una dirección, la cual estará a cargo de un médico especialista en Salud Pública y un médico adjunto con formación académica con curso medio de Salud Pública, mención Epidemiología.

-Los servicios clínicos básicos con los jefes de servicios; sus adjuntos y las sub-especialidades.

-Deben contar como mínimo con dos nutricionistas, una licenciada en enfermería en la jefatura del departamento, un intendente para las actividades administrativas y de logística y un jefe de la oficina de personal.

Los Hospitales tipo III. Los hospitales tipo III tienen las siguientes características:

-Prestan servicios de atención médica integral a la salud en los tres niveles clínicos.

-Se encuentran ubicados en poblaciones mayores de sesenta mil (60.000) habitantes, con área de influencia hasta de cuatrocientos mil (400.000) habitantes.

-Dentro de su organización deben contar con una capacidad que oscilará entre 150 y 300 camas.

Su estructura organizativa es la que sigue:

-Una dirección.

-Departamentos de: Medicina, el cual comprende lo servicios de nefrología, reumatología, neurología, gastroenterología, medicina física y rehabilitación; el de Cirugía, el cual integra urología, ORL, oftalmología y traumatología; el servicio de Ginecología y Obstetricia; y el de Pediatría.

Cada departamento debe estar formado por el jefe de ese mismo departamento y los respectivos jefes de servicio. Disponen de por lo menos, cuatro (4) nutricionistas y dos

(2) licenciados en enfermería. Su estructura jerárquica y técnico-administrativa es la siguiente:

-La dirección a cargo de un médico con maestría de Salud Pública y debe contar con:

-Un médico adjunto de atención médica, con maestría en Salud Pública.

-Un médico adjunto epidemiólogo con su correspondiente especialidad.

-Un adjunto administrativo de nivel universitario, con título preferentemente de economista, administrador comercial o de profesiones afines.

Cuenta además con el siguiente personal:

-Un ingeniero electromecánico o de electromedicina para la jefatura del departamento de ingeniería y mantenimiento.

-Un farmacéutico.

-Un licenciado en bioanálisis.

-Un jefe de la oficina de personal para el área de recursos humanos.

Además, este hospital cumple funciones de docencia a nivel de pre-grado de medicina, así como a nivel tecnológico; es sede de residencias programadas de post-grado en las especialidades básicas y cumple funciones de investigación.

Los Hospitales tipo IV. Los hospitales tipo IV tienen las siguientes características:

-Prestan atención médica de los tres niveles con proyección hacia un área regional.

-Se encuentran ubicados en poblaciones mayores de cien mil (100.000) habitantes y con área de influencia superior al millón (1.000.000) de habitantes.

-Tienen más de 300 camas.

-Cuentan con unidades de larga estancia y albergue de pacientes.

Su estructura funcional es así:

-Dirección a cargo de un médico director, especialista en salud pública y amplia experiencia en administración de hospitales.

-Departamentos clínicos básicos: departamento de Emergencia y departamento de Medicina Crítica.

-Los mismos servicios de especialidades que correspondan al Hospital tipo III.

-Servicios de cirugía compuestos por neuro-cirugía, ortopedia y proctología.

-Servicios de medicina compuestos por inmunología, endocrinología, geriatría, medicina del trabajo, medicina nuclear y genética médica.

Su estructura jerárquica y técnico-administrativa es así:

-Dirección: Un médico director, médicos adjuntos de atención médica y epidemiológica, con los correspondientes cursos de post-grado.

-Jefes de departamento y sus adjuntos, con el post-grado correspondiente, al igual que los jefes de servicios y sub-especialidades.

DEFINICIONES

-Seis (6) nutricionistas como mínimo.

-Tres licenciados en enfermería en la jefatura del departamento.

-Administración a cargo de un licenciado en administración comercial, economía o disciplina afín.

-Jefe de la oficina de personal con amplios conocimientos en administración de personal.

-Servicio de ingeniería y mantenimiento bien estructurado, que sirve de apoyo a los demás establecimientos de la región.

Este tipo de hospital cumple además actividades de docencia de pre y post-grado a todo nivel.

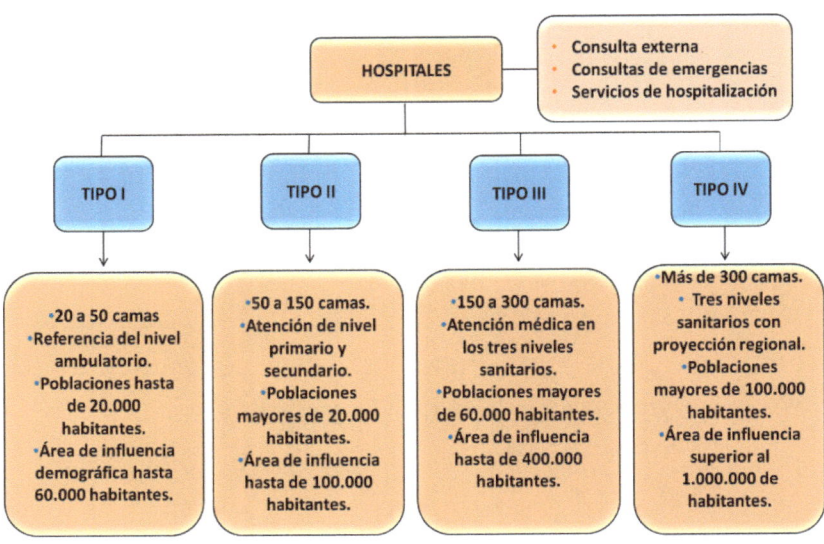

FIG. 2-3. Clasificación de los hospitales de Venezuela.

LA EVALUACIÓN DE LA GESTIÓN

La mejor forma de evaluar una gestión, es a través de un indicador, o de un grupo de ellos. Un indicador es la información que se genera cuando se valora o mide cualitativa o cuantitativamente una situación, un evento o un proceso; es el resultado de la aplicación de técnicas y métodos de evaluación del funcionamiento y desempeño de una persona, un grupo de ellas o de una organización. Son herramientas estadísticas que nos dan con relativa objetividad, la información que necesitamos conocer para determinar si una institución está cumpliendo efectivamente con los objetivos que tiene planteado. Es un instrumento para la medida del éxito de un individuo o una institución.

El indicador señala algunos de los componentes estructurales del fenómeno, cuya importancia es que sobre ellos es posible realizar descripciones más completas y elaborar discursos explicativos. Los indicadores, entonces, son necesarios para conocer el desempeño de las instituciones hospitalarias a partir de la información obtenida después de su análisis. De allí que los indicadores son imprescindibles para evaluar la gestión hospitalaria.

García (1993), señala que la gestión hospitalaria es la función básica del proceso administrativo hospitalario que permite optimizar la oferta hospitalaria a una demanda de necesidades de atención de salud utilizando las herramientas de gestión de manera objetiva y permite una adecuada planeación, toma de decisiones y gestión administrativa de manera eficiente y oportuna.

A estos indicadores que nos dan datos estadísticos precisos y objetivos, se unen otros que son subjetivos, que tienen en cuenta la satisfacción del paciente atendido, los cuales pueden analizarse desde una perspectiva clínica, es decir, el nivel de aceptación de los usuarios basado en criterios de validez y de una perspectiva estadística.

Estos indicadores y otros diseñados por iniciativa de ciertos hospitales, se utilizan fundamentalmente como instrumentos de gestión hospitalaria, permitiendo identificar la actividad diaria y fijar objetivos y monitorizar la actividad global de sus servicios.

García (op cit), indica que la evaluación de los establecimientos de atención médica a través del análisis de utilización de recursos y estimación de su productividad, constituye un paso obligado en todo proceso administrativo del sector salud. Para un establecimiento de salud, la productividad sería (en teoría) la cantidad de salud (si esta pudiera medirse) que se brinde a la comunidad; esto quiere decir que un hospital deberá generar el máximo de atenciones con el mínimo de recursos para expresar cabalmente su productividad.

En Venezuela, y seguro en todo el mundo, la gestión hospitalaria se evalúa fundamentalmente en base a indicadores hospitalarios, los cuales dan resultados cuantitativos en función del movimiento de pacientes que ocupan una cama de hospital. Quiere decir, la gestión hospitalaria se mide en función de la cama de hospitalización.

Entre los indicadores de gestión usados con mayor frecuencia para el análisis del funcionamiento de un hospital tenemos:
- Porcentaje de ocupación.
- Promedio de estancia.
- Intervalo de sustitución.
- Índice de rendimiento.
- Promedio diario de camas ocupadas

Con estos indicadores se puede hacer un análisis de productividad y rendimiento del funcionamiento general de un hospital.

Porcentaje de ocupación

El porcentaje de ocupación indica el grado de utilización del recurso cama disponible en el periodo sujeto a estudio, y resulta ser un excelente indicador cuando se obtienen cifras alrededor del 85%. Sin embargo, en los servicios a nivel nacional, se ha aumentado por encima de la norma, hasta un 95%, ya que la demanda real de hospitalización así lo ha exigido, porque el mismo está influido por el tamaño, el tipo de hospital y el ámbito geográfico de influencia.

Promedio de estancia

El promedio de estancia es un indicador que se relaciona con el tiempo en que un paciente permanece hospitalizado. El cálculo de este indicador sirve para evaluar la utilización que se le da a la cama; con él se puede evaluar la prolongación innecesaria de los días de hospitalización de un paciente y la falta o no de coordinación entre los diferentes servicios administrativos y asistenciales. Las prolongaciones innecesarias, ya sea por causa administrativa o médica, genera costos por hospedaje y terapéuticos a la institución hospitalaria, los cuales se traducen en ineficiencia y poca productividad.

Intervalo de sustitución

El intervalo de sustitución es el indicador que mide el tiempo en que permanece la cama vacía entre un egreso y el subsiguiente ingreso a la misma cama. Se calcula dividiendo los egresos hospitalarios entre el número de camas operativas. Los promedios más altos indican poca demanda del servicio u otros problemas organizativos. Una cama teóricamente no debería estar más de un día vacía. La duración idónea, es la suficiente para preparar la cama y el entorno para un nuevo paciente. El indicador se obtiene relacionando la diferencia de los días camas disponibles y pacientes días de un determinado periodo de tiempo con respecto al número de egresos hospitalarios en el mismo periodo de tiempo.

Índice de rendimiento

El índice de rendimiento es el indicador que se relaciona con el uso efectivo de una cama de hospital.

Vargas (op cit), señala que es la relación entre el numero de egresos hospitalarios registrados en un periodo de tiempo y el número de camas promedio registrado en dicho periodo. Es el número de pacientes que en promedio recibió cada cama hospitalaria en un periodo determinado, por lo general un año. El indicador mide la utilización de una cama durante un periodo de tiempo.

Este indicador es una variable dependiente, es decir, se ve influenciado por el promedio de estancia (aumentado por tratamientos inadecuados, ingresos innecesarios, demora en el alta de pacientes, niños y/o ancianos) y el intervalo de sustitución, mayor índice de sustitución o el rendimiento.

Promedio diario de camas ocupadas

Vargas (op cit), define este indicador como periodos de 24 horas durante los cuales una cama hospitalaria se encuentra ocupada, ya sea por el mismo paciente, o por diferentes pacientes. El indicador señala cuantas camas están ocupadas y cuantas están vacías diariamente y es un indicador de la actividad diaria que se desarrolla dentro de las salas de hospitalización.

El promedio diario de camas ocupadas señala la media de pacientes hospitalizados recibiendo atención diaria durante un período. Se obtiene dividiendo el total de pacientes-día

DEFINICIONES

durante un período determinado por el total de días de dicho período.

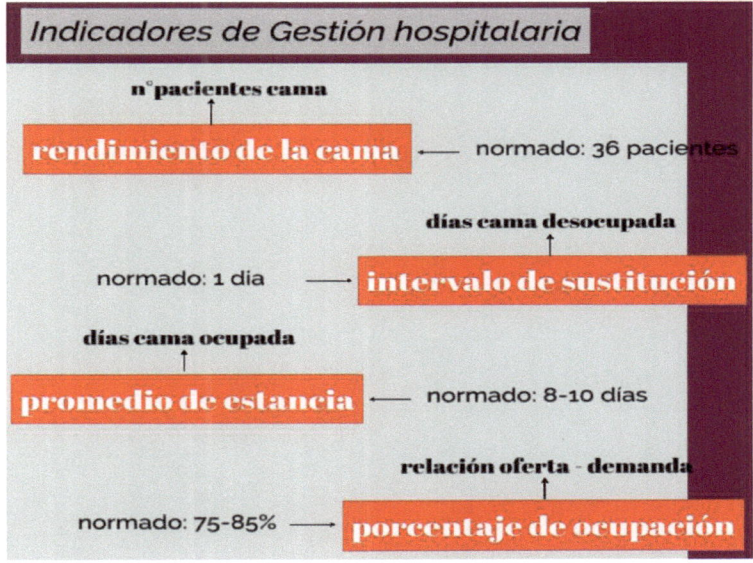

FIG. 2-4. Indicadores de gestión hospitalario.

TERCERA PARTE
HOSPITAL EN CASA

HOSPITAL EN CASA

CONSIDERACIONES GENERALES

En el sistema público nacional de salud de la República Bolivariana de Venezuela, no se conoce ningún otro sistema de atención médica hospitalaria que no sea la tradicional, o sea, en el país no ha existido la hospitalización en casa. Por lo tanto, no existe ninguna experiencia en cuanto a este tipo de prestación de servicio sanitario, tal como ha ocurrido en otras partes del mundo.

La escasa experiencia en esta modalidad la tienen algunas empresas privadas dispensadoras de salud en el centro y en el occidente del país. De allí que no se tienen elementos cualitativos ni cuantitativos que permitan hacer un juicio o análisis objetivo con respecto al funcionamiento de la hospitalización domiciliaria en Venezuela. Considerando que no existe marco legal ni experiencias al respecto, se tomaron las consideraciones teorías y prácticas de la hospitalización domiciliaria que se han desarrollado en otros países.

Existen muchas definiciones de hospitalización domiciliaria, depende del punto de vista de cada autor, según su propia experiencia. Sin embargo, la hospitalización domiciliaria se puede definir, en resumen, como un modelo de atención sanitario basado en la organización de un sistema que brinda la prestación de servicios equivalentes a la de un hospital y cuyo desempeño fundamental es aplicar medidas diagnósticas y terapéuticas a un paciente en su propio domicilio, a través de un equipo especializado y multidisciplinario procedente del centro hospitalario de referencia.

Cotta et al (2001), de acuerdo a su trabajo de investigación titulado "La hospitalización domiciliaria: antecedentes, situación actual y perspectiva", afirma que la HD es una modalidad de atención cuya función primordial es la de brindar al paciente en su domicilio cuidados médicos y de enfermería en igual cantidad y calidad que en el hospital.

HOSPITAL EN CASA

El modelo de hospitalización en casa es una alternativa asistencial capaz de realizar en el propio domicilio del paciente, procedimientos básicos e imprescindibles de diagnósticos, la aplicación de medidas terapéuticas no complejas y cuidados similares a los dispensados en los nosocomios. De esta forma, el modelo integra profesionales especializados en el área de la salud, quienes durante un período de tiempo limitado, prestan atención muy personalizada a pacientes quienes de otra manera habrían precisado su ingreso en un hospital de agudos en cualquiera de sus áreas.

PARÁMETROS DE LA HD

Como regla general, la decisión de ingresar a un paciente en el programa de HD, además de basarse en el cumplimiento de algunos requisitos, se adopta en consonancia con dos grandes modelos; un primer modelo está determinado por la procedencia de los pacientes, donde se incluyen aquellos grupos que tienen la posibilidad de ser dados de alta tras un período de hospitalización de corta duración, seguido por una hospitalización en casa y posteriormente un alta definitiva. Dentro de este grupo figuran, por ejemplo, los pacientes con intervenciones quirúrgicas traumatológicas o digestivas. Un segundo modelo, agrupa a los pacientes que provienen de la comunidad y que de no existir el servicio de la hospitalización en la casa, serían ingresados en el hospital tradicional. Incluye, por ejemplo, pacientes afectados por neumonías o accidentes cerebrovasculares.

Sin embargo, si bien en principio no debería haber una lista previa de perfiles y diagnósticos de pacientes candidatos a ser ingresados en una unidad de hospitalización domiciliaria, lo más adecuado sería aplicar un criterio basado en las características epidemiológicas y sociodemográficas de la población de referencia del hospital o del centro de salud del área sanitaria. Algunos estudios clasifican a los servicios de hospitalización domiciliaria, según los trastornos menos complicados de tratar y los más susceptibles de ser incluidos en este tipo de sistema.

Tipo de patología

Hay claras diferencias en cuanto al uso del modelo y el ingreso de pacientes a la hospitalización en casa; las diferencias se basan fundamentalmente en el diagnóstico, siendo los tumores y las enfermedades del aparato circulatorio las dos principales causas de hospitalización en el domicilio. Para la mayoría de los países donde se utiliza, la HD se destina principalmente a personas ancianas que necesitan cuidados paliativos y a pacientes con cáncer u otras enfermedades degenerativas terminales.

Los diagnósticos tratados más frecuentemente en casos de la HD comprenden: tumores, complicaciones posquirúrgicas, enfermedad del aparato respiratorio como enfermedad pulmonar obstructiva crónica y enfermedades por inmunosupresión como el SIDA.

La mayoría de los autores coinciden en señalar que los pacientes más frecuentes en HD son:

1. Pacientes con trastornos orgánicos agudos: enfermedades infecciosas, neumonías, pielonefritis, aplasias postquimioterapia, antibioticoterapia domiciliaria por vía intravenosa, enfermedades vasculares, enfermedades neurológicas, pacientes con nutrición parenteral y ventilación mecánica a domicilio.

2. Pacientes con procesos crónicos reagudizados: EPOC (enfermedad pulmonar obstructiva crónica), la mayoría de las cardiopatías, las hepatopatías crónicas, SIDA (Síndrome de Inmunodeficiencia Adquirida), cirrosis hepática, neoplasias y enfermedades terminales.

3. Pacientes con procesos quirúrgicos: postoperatorio inmediato de cirugía menor y media, postoperatorio tardío y complicaciones de cirugía mayor, postoperatorio de cirugía traumatológica y ortopédica, y el tratamiento de grandes escaras y úlceras cutáneas.

Duración de la hospitalización domiciliaria

Un paciente hospitalizado en casa bajo la modalidad de HD, solo permanecerá bajo vigilancia sanitaria durante el tiempo que se supone que es necesario que cumpla para restablecer su salud, según su patología e indicación del cuerpo médico responsable; el tiempo debe ser equivalente al que tendría que cumplir en una sala de hospital. Si no se observa su carácter transitorio, o si por alguna razón, médica o no, se interpreta erróneamente el proceso de salud-enfermedad y su fase de recuperación, se corre el riesgo de duplicar el tiempo de HD, con la consecuente duplicación de recursos para vigilancia y tratamiento y control. Significa que el equipo responsable de la ejecución de los planes de atención en salud de un paciente en HD, debe ser muy riguroso a la hora de decidir quiénes pueden entrar al sistema y quienes no, de lo contrario, no tendría sentido derivar los pacientes al domicilio para cuidado y tratamiento, si la inversión de recursos es mayor teniéndolo en casa que atendiéndolo en el hospital.

RECURSOS PARA LA ATENCIÓN MÉDICA

Los pacientes indicados para ingreso en las unidades de hospitalización domiciliaria son aquellos que, aún cuando no necesitan toda la infraestructura hospitalaria para su tratamiento, requieren cuidados que superan en complejidad a los prestados por la atención primaria de salud.

La hospitalización en casa se realiza con pacientes que requieren cuidados médicos que no justifican su ingreso a un centro hospitalario; más bien, un equipo formado por médicos, personal de enfermería y trabajadores sociales, dotados de los medios tecnológicos necesarios y al alcance de la mayoría, acuden regularmente al domicilio del paciente para hacer el diagnóstico y proveer el tratamiento.

Los pacientes que ingresan a este sistema no deberían requerir de recursos diagnósticos y de tratamiento de mayor complejidad; por supuesto, deberían ser pacientes cuyas patologías sean de fácil vigilancia y tratamiento, que no requieran equipos de alta tecnología y en fin, que no tengan mayores complicaciones de atención médica a la hora de ser atendidos dentro de su propio domicilio. Los recursos a emplearse, al menos al iniciar el nuevo modelo, deben estar limitados a los insumos básicos para diagnóstico y tratamiento, aquellos que pueden ser de fácil acceso tanto para el personal de salud asignado, como para familiares y propios pacientes. Por ejemplo, el sistema HD puede facilitar equipos portátiles como: electrocardiógrafos, eco doppler, monitores para control de signos vitales, ventiladores mecánicos, etc. Igualmente, puede suministrar cualquier insumo médico, a saber: medicamentos y material médico quirúrgico (jeringas, scalp, catéteres, equipos de infusión, gasas, sondas, etc.).

CUARTA PARTE
DISEÑO DEL SISTEMA

DISEÑO DEL SISTEMA

DEFINICIÓN DEL SISTEMA

El sistema de atención médica para la hospitalización domiciliaria (HD), hace referencia al conjunto de elementos que se vinculan para la atención de un paciente que sin poner en riesgo su vida y con la participación de un equipo multidisciplinario, brinda una alternativa de hospitalización al sistema tradicional para la solución a sus problemas de salud en su propio hogar o domicilio, sin perder ni desmejorar las condiciones ambientales ni de recursos de atención médica que ese paciente requiere.

El sistema persigue un servicio de salud humanizado, oportuno, adecuado y pertinente a la población, para mejorar la calidad de vida de los usuarios a un costo relativamente menor, si lo comparamos con la atención hospitalaria tradicional.

Las actividades de este modelo incluyen toda la gama de servicios sanitarios, desde el primer nivel de atención en salud, como el fomento y la protección de la salud, la atención primaria, la prevención clínica, hasta el tercer nivel, el cual comprende la recuperación y la rehabilitación, la hospitalización en casa, inclusive, el posible uso domiciliario de equipos tradicionalmente hospitalarios.

OBJETIVOS

Objetivo general

Brindar atención médica a un paciente que tiene indicación de hospitalización y sus condiciones generales le permite la opción de ser atendido dentro de su casa, sustituyendo al entorno hospitalario y parte de sus recursos y promoviendo la integración de su grupo familiar para facilitar su recuperación. Para ello, se conjuga la participación activa de un grupo de profesionales de la medicina y afines que atienda, valore y haga seguimiento de la evolución de ese paciente.

Objetivos específicos

-Proveer cuidados de salud integral al paciente que reúne los criterios de inclusión para incorporarlo al sistema de hospitalización domiciliaria (HD).
-Proveer los servicios en salud con recursos básicos equivalentes al internado en un hospital.
-Valorar las relaciones de la familia dentro de su propio ámbito u hogar para que todos participen activamente en su recuperación.
-Conocer con cuales recursos familiares se cuenta, para mejorar los existentes o suministrar aquellos que no tiene y necesita.
-Mejorar la comunicación con la familia para contribuir con su mejoría.
-Ampliar la información sobre el entorno familiar, de tal manera que contribuya al diagnóstico y tratamiento específico.
-Vigilar y controlar las indicaciones médicas, sobre todo las de tratamiento.
-Detectar riesgos y factores que perturben la atención del paciente.
-Vigilar la disciplina del paciente en el cumplimiento de sus indicaciones médicas.

- Determinar quien facilita o perturba su recuperación dentro de su entorno familiar.
- Promover la educación para la salud dentro de su hogar.
- Disminuir el hospitalismo
- Disminuir las infecciones nosocomiales.
- Mejorar el autocuidado del paciente
- Evitar la dependencia del sistema promoviendo la autonomía.
- Facilitar mayor intimidad y comodidad para el paciente.
- Evitar desplazamientos de los familiares al hospital.
- Indirectamente, permite mayor fluidez de acceso a los hospitales a pacientes que realmente lo requieren.
- Servir de conexión entre el hospital y la red comunal de atención primaria en salud, favoreciendo la comunicación entre los profesionales de ambos niveles asistenciales.
- Incorporar activamente la atención primaria en salud en el sistema de hospitalización domiciliaria.
- Promover e incorporar actividades docentes y de investigación dentro de la organización.
- Lograr la eficiencia de la atención domiciliaria a través de una estancia del paciente en el sistema, que evite que se prolongue más allá de lo necesario y solo se consuman únicamente los recursos indispensables.

DISEÑO DEL SISTEMA

ORGANIZACIÓN DEL SISTEMA

El sistema logístico de atención médica para la hospitalización domiciliaria se estructura en cinco componentes básicos:

Una coordinación general.
Un subsistema de Gestión de Personal.
Un subsistema de Gestión de Inventario.
Un subsistema de Gestión Informática.
Un subsistema de Gestión de Transporte.

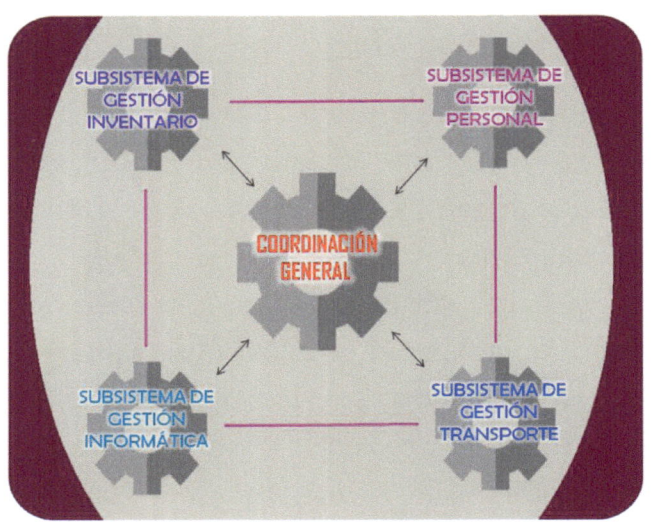

FIG. 4-1. Componentes del sistema HD.

Coordinación general

La Coordinación General tiene como función principal coordinar, planificar, organizar y evaluar las actividades generales del sistema de atención médica para la HD, tanto administrativas como asistenciales. Se compone de un coordinador general y un personal administrativo de apoyo. Entre las atribuciones principales del coordinador general están:

-Ser el máximo representante y autoridad de la organización.

-Garantizar el cumplimiento del objetivo general y los objetivos específicos del sistema.

-Gestionar la incorporación del personal necesario, de los insumos médicos y de los recursos materiales y financieros necesarios para el funcionamiento del sistema.

-Promover y desarrollar el uso de guías de prácticas clínicas y otros instrumentos afines para la atención de los pacientes, sobre todo las que se refieren a la hospitalización en casa.

-Evaluar la calidad de la atención prestada por el personal a su cargo y promover las mejoras posibles.

-Resolver las situaciones imprevistas o de conflictos que pudieran presentarse, sean asistenciales o administrativas.

-Facilitar actividades de docencia, investigación y formación continuada del personal de la organización, a fin de mantener en forma permanente la mejora de los procesos asistenciales y administrativos del sistema.

-Elaborar periódicamente el informe de gestión de las actividades planificadas y realizadas.

-Cualquier otra actividad competente con su área asistencial y administrativa.

El coordinador general contará con un personal de apoyo, en principio con una secretaria o un secretario. Las funciones principales de este personal estarán vinculadas con el trabajo de oficina:

-Enviar y recibir documentos.

-Atender llamadas telefónicas.

-Atender visitas.

-Archivar documentos.

-Tener actualizada la agenda telefónica, de direcciones y de reuniones.

-Conocer los protocolos básicos del funcionamiento organizacional.

-Cualquier otra pertinente con su función administrativa.

Subsistema de gestión de personal

El subsistema de gestión de personal es el componente del sistema cuya función principal es la de gestionar el uso adecuado y oportuno del recurso humano, de tal manera que permita el desarrollo del personal y de la organización, para alcanzar la eficiencia y la eficacia con todos los recursos disponibles. Su trabajo debe estar sustentado bajo la figura

de la gestión por competencias. Este subsistema es integrado básicamente por el siguiente personal:
- Un coordinador.
- Personal médico.
- Profesionales en enfermería.
- Trabajadores sociales.

Así mismo, se integran otros profesionales de la salud y servicios asistenciales de apoyo (servicios paraclínicos).
- Fisioterapeutas.
- Psicólogos.
- Profesionales en nutrición y dietética.
- Laboratorio clínico.
- Servicio de imagenología.
- Otros que se consideren necesarios para los fines de la hospitalización domiciliaria.

Coordinador

Las atribuciones del coordinador de éste subsistema son las siguientes:
- Estimar las necesidades de personal de toda la organización.
- Seleccionar al personal calificado según las competencias necesarias para cada trabajo dentro de la organización.
- Asignar las funciones a cada trabajador según punto anterior.
- Orientar a los nuevos trabajadores sobre sus atribuciones y funciones específicas.

DISEÑO DEL SISTEMA

-Motivar al personal a asumir el compromiso necesario.

-Desarrollar programas, talleres, cursos, jornadas, etc., que estén acorde con los objetivos del sistema.

-Procurar el crecimiento y desarrollo personal y profesional que conlleven a mejorar el rendimiento institucional.

-Solucionar los problemas o conflictos que se susciten dentro del personal.

-Procurar condiciones organizacionales que permitan el desarrollo y la satisfacción plena de las personas para el alcance de los objetivos individuales y de la institución.

-Alcanzar la eficiencia y eficacia institucional a través del desarrollo de un marco personal basado en competencias.

-Corregir las fallas y faltas que cometa el personal.

-Realizar las respectivas evaluaciones de desempeño.

-Cualquier otra pertinente a su función.

Personal médico

Lo integran médicos generales (médicos cirujanos y/o médicos integrales comunitarios) y especialistas. Sus atribuciones son:

-Realizar el reconocimiento médico y redactar la correspondiente historia clínica del paciente, indicar el tratamiento y atender su rehabilitación.

-Diagnosticar la enfermedad aguda, la crónica de base y sus complicaciones.

-Tratamiento del usuario, seguimiento y derivación a otro profesional si fuera necesario.

-Indicar las necesidades de insumos y equipos médicos requeridos por cada paciente en particular.

-Asesorar sobre las medidas profilácticas que deban adoptarse en casos específicos y/o generales.

-Búsqueda de los factores de riesgo para la patología de base.

-Decidir sobre la necesidad de utilización de recursos adicionales, así como las derivaciones a otros centros de salud.

-Realizar el seguimiento y evaluación al paciente, conjuntamente con el equipo multidisciplinario.

-Diseñar y ejecutar un plan de educación para la salud en el hogar.

-Cualquier otra actividad pertinente a su función.

Profesionales en enfermería

Sus atribuciones son:

-Medición de signos vitales.

-Cumplimiento de las indicaciones médicas.

-Prevenir úlceras por decúbito con la adecuada movilización del paciente.

-Apoyo psicológico para disminuir la ansiedad y la depresión.

-Control de líquidos ingeridos y eliminados.

-Acompañar en el examen físico que realizan los médicos.

-Control del material y equipos necesarios para los procedimientos de los cuidados.

-Llenar los formatos diseñados para control de insumos utilizados.

-Diseñar y ejecutar un plan de educación para la salud para el hogar.

-Capacitar a los cuidadores sobre los cuidados básicos de alimentación e higiene personal.

-Educar al paciente y la familia sobre ejercicios especiales, según indicaciones médicas.

Trabajador Social

Sus atribuciones son:

-Potencia el desarrollo de las capacidades y facultades de las personas a fin de que pueda afrontar por sí mismas los posibles futuros problemas e integrarse satisfactoriamente en la vida social.

-Ordena y conduce un plan que comprende el diseño de tratamientos, intervenciones y proyectos sociales.

-Actuaciones encaminadas a restablecer, conservar y mejorar las capacidades, la facultad de autodeterminación y el funcionamiento individual o colectivo.

-Diseño e implementación de las políticas sociales que favorezcan la creación y reajuste de servicios y recursos adecuados a la cobertura de las necesidades sociales.

-Intermediación que permita facilitar la unión de partes en conflicto, siendo los propios interesados quienes logren la resolución del mismo.

-Favorece las aportaciones teóricas al trabajo social.

-Tiene responsabilidades en la planificación de centros, organización, dirección y control de programas sociales y servicios sociales.

-Actuación precoz sobre las causas que generan problemáticas individuales y colectivas, derivadas de las relaciones humanas y del entorno social.

-Diagnosticar, intervenir y hacer las recomendaciones necesarias sobre la condición psicosocial del usuario, su cuidador y el entorno familiar.

-Facilitar la asesoría necesaria para alcanzar el bienestar de la familia cuidadora.

-Evaluar la capacidad de la familia del paciente para brindarle soporte fisiológico.

-Diseñar y ejecutar un plan de educación para la salud.

Personal asistencial de apoyo

Servicios paraclínicos. La atención médica, como es común, debe contar con el apoyo de los servicios paraclínicos, especialmente de laboratorio clínico e imagenología. En el caso de laboratorio, es importante su intervención para la realización de hematología, química sanguínea, orina, heces, serologías, pruebas especiales, etc. El servicio de imágenes comprende la realización de Rx, ecosonogramas, tomografías, resonancia magnética nuclear, etc.

Fisioterapeuta

Es un profesional capacitado para evaluar, examinar, diagnosticar y tratar, las deficiencias, limitaciones funcionales y discapacidades de los pacientes. Sus funciones son:

-Realizar los tratamientos y técnicas rehabilitadoras según cada caso en particular.

-Hacer el seguimiento y la evaluación respectiva.

-Suministrar información a las familias de los pacientes.

-Asesorar a los profesionales que lo necesiten sobre pautas de tratamientos fisioterapéuticas.

-Asistir a las sesiones que se hagan sobre seguimiento y la evaluación de los pacientes.

-Apoyar en las aéreas de su competencia en los programas de formación académica.

Psicólogos

Es un terapeuta profesional que estudia los comportamientos y procesos mentales de una persona con alteraciones de su salud, con la finalidad de ofrecerle soluciones y soporte psicoemocional. Su función principal es la de asistir directamente al paciente para que comprenda cual es el problema que padece y cómo debe solucionarlo, a través de las herramientas con las que cuenta. Otras atribuciones comprenden:

-Orientación y consejos a pacientes para que le ayuden a afrontar su problema de base.

-Tratamiento de los problemas psicológicos que pudieran repercutir directamente en su enfermedad física.

-Tratamiento de problemas psicosomáticos.

-Evaluación, tratamiento y rehabilitación de minusvalías psíquicas.

Profesionales en nutrición y dietética

Es un profesional sanitario con competencia en alimentación de pacientes, cuya función principal es el tratamiento nutricional de enfermedades, así como adecuar la alimentación de cada persona, según la necesidad de cada paciente. De igual manera, interviene en la gestión de control de calidad y seguridad alimentaria, el diseño y la planificación de menús adaptados a cada caso en particular. Sus funciones principales son:

-Proporcionar la terapia de nutrición médica para tratar enfermedades, adaptando la dieta a su condición de salud.

-En conjunto con los médicos y otros profesionales de la salud, desarrollan planes de alimentación que proporcionen la cantidad adecuada de nutrientes a los pacientes.

-Diseñan comidas para ser administradas vía sonda nasogástrica, cuando así lo requieran los pacientes.

-Realizar clases de educación nutricional para las personas con condiciones médicas especiales y su entorno familiar.

Subsistema de gestión de inventario

El subsistema de gestión de inventario tiene como objetivo principal, el manejo estratégico de los recursos materiales de la organización; comprende una relación detallada, ordenada y valorada de todos esos recursos que forman parte fundamental del patrimonio y los bienes de la organización. Sus funciones son:

-Diseñar y ejecutar un sistema de información que permita realizar la gestión de compras y el control de inventarios.

-Realizar una adecuada clasificación y registro de los materiales.

-Proveer o distribuir adecuadamente los materiales necesarios.

-Garantizar la seguridad de los equipos, insumos médicos y bienes en general.

-Proteger los materiales contra daños.

-Registrar y controlar la entrada y salida de materiales en el almacen.

-Garantizar el eficiente y efectivo uso de los materiales en el proceso.

-Reducir en lo posible los costos de producción con una utilización efectiva de los materiales.

-Asegurar la disponibilidad de existencias

-A través de la gestión administrativa, obtener una dotación de equipos, transporte, medicamentos e inventarios necesarios para la atención médica oportuna y eficiente.

El inventario debe contar con un coordinador, quien cumplirá con las atribuciones previamente descritas y llevará el respectivo control de:

-Insumos médicos básicos.

-Equipos médicos básicos.

-Instrumental quirúrgico básico.

-Mobiliario y material de oficina.

-Otros recursos.

Insumos médicos básicos: sustancia, artículo o material empleado para el diagnóstico, tratamiento o prevención de enfermedades que para su uso no requieren de fuentes de energía. Incluye, entre otros: medicamentos, soluciones y equipo para infusión endovenosa, catéteres, antisépticos, alcohol, inyectadoras, gasas, algodón, guantes, adhesivos, vendas, sondas de alimentación y de drenaje, bolsas colectoras, etc. En cuanto a los medicamentos, estos serán considerados de acuerdo al tipo de paciente y su requerimiento de tratamiento farmacológico. Entre otros, se consideran básicos dentro del inventario los siguientes: antibióticos, acetaminofen, dipirona, diclofenac, ketoprofeno, morfina, tiocolchicósido, hidrocortisona, dexametasona, betametasona, difenhidramina, adrenalina, atropina, diazepan, fenobarbital, haloperidol, furosemida, enalapril, captopril, ranitidina, cimetidina, insulina, glibenclamida, salbutamol, metoclopramida, lidocaína, bromuro de hioscina, bromuro de ipatropio, fenoterol, aminofilina, etc.

Equipos médicos básicos: el inventario de equipos médicos es parte esencial de un sistema eficaz de gestión de tecnologías en salud. La inclusión de un equipo en el inventario se decide a partir de un análisis basado en los riesgos, a fin de garantizar una asignación adecuada de tiempo y recursos. La coordinación general decide que debe incluir en su inventario, de modo que se satisfagan las necesidades que exige el funcionamiento del sistema. Incluye, entre otros: estetoscopios, tensiómetros (ya sean digitales o anaeroides), termómetros, ambúes, glucómetros, nebulizadores, otorrinolaringoscopios, aspirador de gleras, resucitador, oxímetro de pulso, bombona y mascarilla de oxígeno, electrocardiógrafos portátiles, eco doppler portátil, ventiladores mecánicos, etc.

Instrumental quirúrgico básico: instrumentos destinados al uso quirúrgico (cortar, raspar, legrar, sujetar, retirar, inmovilizar) sin ninguna conexión con otro dispositivo médico activo. Incluye, entre otros: suturas, pinzas, tijeras, bisturí, portabisturí, separadores, sondas metálicas, laringoscopio, etc.

Mobiliario y material de oficina: Todo aquello que sea requerido para el normal funcionamiento administrativo y asistencial del sistema: mesas, sillas, escritorio, camillas, divanes, silla de ruedas, papelería, lapiceros, sellos, etc.

Subsistema de gestión informática

El subsistema de gestión informática tiene como objetivo principal, el manejo de la información como insumo fundamental para la práctica médica, para el conocimiento de la situación de salud de pacientes y para la organización en sí misma, de tal manera que permita la toma de decisiones para llevar a cabo una adecuada planificación de los procesos que debe poner en marcha la organización y tener los datos requeridos para la evaluación del sistema y sus componentes. Su finalidad radica en prestar servicio a los profesionales de la salud para mejorar la calidad de la atención sanitaria. Sus funciones son:

-Diseñar y poner en práctica las aplicaciones que se consideren pertinentes con los objetivos planteados.
-Digitalizar y registrar los datos generados de las historias clínicas.
-Compilar toda la información que se genere con los ingresos y egresos de los pacientes.

-Registrar de manera detallada todos los recursos materiales que se invirtieron en el proceso de atención de cada uno de los pacientes.

-Procesar los datos para la construcción de tablas y graficas.

-Elaborar los indicadores de gestión.

-Procurar integrar la información que pueda provenir de otras fuentes de información.

-Desarrollar métodos para una adecuada clasificación y representación de la información que se genera por los procesos de atención médica.

-Cualquier otra actividad que contribuya a mejorar el registro y procesamiento de los datos que se producen en este sistema de atención médica.

El subsistema de gestión informática debe contar con un coordinador, quien debe tener competencia en el área de la informática (ingeniero o TSU en informática o afines) y sus funciones son las de cumplir con las competencias previamente descritas. Podrá contar con la asistencia de otros profesionales del área.

Subsistema de gestión de transporte

El subsistema de gestión de transporte tiene por finalidad, proporcionar un servicio de calidad que permita el traslado seguro, rápido y confiable de pacientes y del equipo de salud, desde un establecimiento de salud a su hogar o viceversa, siempre en función de que se puedan alcanzar los objetivos planteados por el sistema de atención médica HD. Sus funciones son:

-Garantizar una infraestructura de transporte que permita cumplir con los objetivos planteados.

-Programar los traslados tanto de los pacientes como del equipo de salud.

-Garantizar el traslado del equipo de salud hasta el domicilio del paciente.

-Informar a los pacientes y a sus familiares de las condiciones del traslado.

-Velar porque el criterio de indicación del traslado se ajuste a razones de índole exclusivamente sanitaria.

-Vigilar el adecuado mantenimiento de las unidades de transporte, de tal manera que siempre se mantengan operativas.

-Procurar que las unidades de transporte cuenten con los mínimos recursos necesarios para un traslado seguro de los pacientes.

-Valorar las capacidades de los conductores para conducir unidades tipo ambulancias.

-Mantener un registro detallado de todas las movilizaciones.

-Buscar alternativas que resuelvan situaciones imprevistas.

-Cualquier otra función afín a la naturaleza propia del subsistema de transporte

El subsistema de gestión de transporte debe contar con un coordinador con las correspondientes competencias en

DISEÑO DEL SISTEMA

el área de transporte y sus funciones son las de cumplir con las funciones previamente descritas. Podrá tener el apoyo y la asistencia de otros profesionales del área.

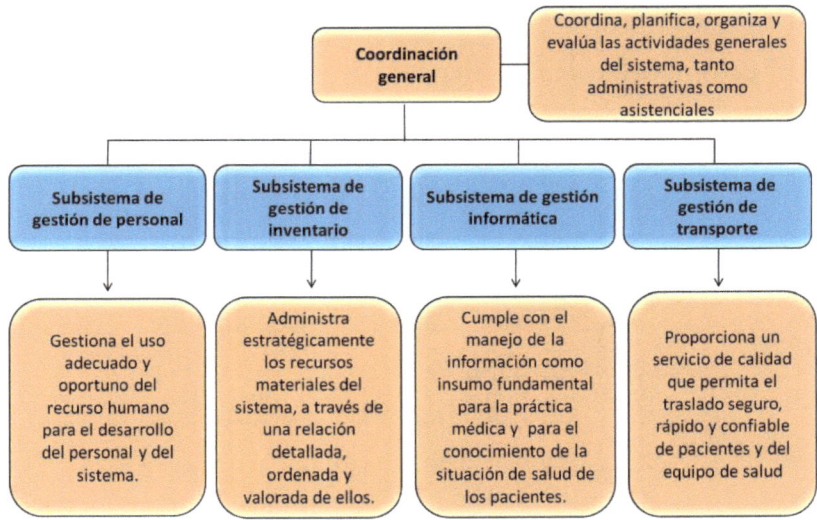

FIG. 4-2. Estructura funcional del sistema HD.

INGRESO Y EGRESO DEL SISTEMA

Criterios de ingreso

Criterios generales de ingreso

-Aceptación del paciente y familiares para ingresar al sistema.
-Adecuadas condiciones sanitarias del hogar y su medio ambiente.
-Existencia de un cuidador del paciente comprometido con la atención en casa.
-Existencia de un medio de comunicación adecuado para el contacto entre el equipo de salud y el paciente y su familia.
-Aceptación por parte del equipo básico de salud del sistema.

Criterios específicos de ingreso

-Paciente con condiciones físicas y mentales estables.
-Paciente con enfermedad cuyo diagnostico y tratamiento se han definido.
-Paciente con discapacidad que impida el acceso a los servicios de salud tradicional.
-Aceptación por parte del equipo médico del sistema basado en criterio médico.

DISEÑO DEL SISTEMA

Criterios de egreso

-Cura, mejoría o muerte del paciente.
-Cuando se hayan cumplido las metas de atención del paciente.
-Pacientes que incumplan con los criterios de ingreso.
-Solicitud de egreso razonado por parte del equipo básico de salud del sistema.
-Deseo del paciente de abandonar el sistema.
-Indisciplina del paciente y/o cuidador.
-Comportamientos dentro del grupo familiar que atenten contra la estabilidad física y mental del paciente.
-Manifiesto del cuidador de no continuar con el compromiso adquirido de servir de apoyo en la atención del paciente.
-Cambio de domicilio del paciente fuera del área de influencia del centro de salud de referencia.
Cuando cambien las condiciones que motivaron su ingreso.

RECURSOS DEL SISTEMA

Recursos humanos

Los recursos humanos requeridos serán ajustados de acuerdo a la demanda del servicio de atención médica domiciliaria. Para la atención de los pacientes, inicialmente y como piloto, el sistema comenzará a funcionar con un equipo básico de salud; progresivamente se irán sumando los equipos que sean necesarios para satisfacer dicha demanda. Si un equipo básico de salud atiende en promedio un paciente por hora, sería un total de 6 pacientes por turno de trabajo por equipo. Este equipo podría conformarse inicialmente con un médico especialista, un profesional de enfermería y un trabajador social. Luego se sumarían nuevos profesionales, todo de acuerdo a la demanda y necesidades de los pacientes.

Consolidado el sistema y en función de la demanda, el cálculo de los recursos humanos necesarios se realizará de acuerdo a la población y a sus necesidades. Para conformar el recurso humano del sistema de atención médica HD, podría estudiarse la posibilidad de una redistribución del personal que ya forma parte de la red de servicios asistenciales de salud, de lo contrario, tendría que incorporarse nuevo personal para suplir las necesidades del sistema.

DISEÑO DEL SISTEMA

Recursos materiales

Todos los recursos materiales del sistema, desde los insumos y equipos médicos hasta el mobiliario y las unidades de transporte deben ser adquiridos con recursos del estado, en caso de que este sistema sea asumido por el sector público. En todo caso, puede estudiarse la factibilidad de que los recursos materiales que requiere el sistema para cumplir con sus objetivos, sean asignados por el hospital de referencia, considerando que el modelo propuesto forma parte de las estructuras hospitalarias.

SEDE FÍSICA

La sede administrativa del sistema debería funcionar dentro de las instalaciones del hospital de referencia, considerando que allí se llevan tradicionalmente a cabo todos los procesos de ingreso, diagnóstico y tratamiento de los pacientes y es donde se encuentra no solo el personal asistencial que existe para atender a un paciente, sino también, todos los servicios y recursos materiales que podrían ser utilizados para ellos mismos.

La composición de espacios debe responder a la adecuada utilización de las instalaciones. En el caso de una construcción nueva o remodelación, debe ser consultado con expertos en ingeniería o arquitectura. El diseño debe responder a un estudio racional y a la satisfacción de necesidades, teniendo en cuenta los espacios con que se cuenta y las exigencias técnicas del propio sistema de atención médica domiciliaria.

FUNCIONAMIENTO DEL SISTEMA

El paciente puede acceder al sistema por dos vías. Una desde la red de atención médica tradicional y la otra directamente acudiendo a los servicios del sistema. En la red de asistencia médica tradicional, encontramos los establecimientos de salud que proveen servicios de atención primaria en salud (consultorios médicos populares y los ambulatorios urbanos) y los hospitales. El paciente puede haber sido atendido en cualquiera de estos centros asistenciales, así como también, en su mismo domicilio. Para ello, cuenta con los servicios de los médicos de la red de atención primaria de salud. De igual forma, puede haber sido referido desde otros establecimientos prestadores de servicios sanitarios, tales como: Instituto de Previsión Social del Ministerio de Educación, Instituto de Previsión Social de las Fuerzas Armadas, aseguradoras, etc.

Una vez atendido el paciente, el coordinador general del sistema da las indicaciones para que el equipo básico de salud haga la respectiva evaluación médica y socio-sanitaria, de esta manera se genera el informe integral que permitirá conocer si el paciente cumple con los criterios de ingreso. Si este es el caso, el paciente es admitido; en caso de que no cumpla con los criterios de ingreso y por ende, no es admitido, se deriva nuevamente a la red de atención médica tradicional; aquí deberán decidir si será tratado de manera ambulatoria, o por el contrario, si el paciente debe ser internado en un hospital convencional.

Una vez admitido el paciente, ya se encuentra formalmente dentro del sistema. En el informe integral, el mismo equipo básico de salud elaborará un plan de atención médica preliminar, el cual será consignado al coordinador general, quien deberá informar a cada una de las coordinaciones sobre el nuevo ingreso. Hecho efectivo el ingreso, cada subsistema debe hacer lo que le corresponde de acuerdo a sus funciones, a fin de que el paciente reciba todos los recursos que necesita para su diagnóstico y su tratamiento.

El subsistema de gestión de personal informará sobre los recursos médicos y profesionales disponibles para atender un determinado paciente; el subsistema de inventario informará sobre la disponibilidad de insumos y equipos médicos; el de transporte hará lo suyo en la programación de los traslados y el de informática, realizará el registro de toda la información que se genere por la entrada del paciente al sistema.

Cumpliendo ya con todas las formalidades de registros y recursos médicos y materiales que necesita el paciente, el coordinador general sugerirá la conformación del equipo básico de salud que lo atenderá de acuerdo con la patología con la que curse. Este equipo básico deberá elaborar el plan de atención médica domiciliaria y atenderá el tratamiento, el seguimiento y el control de la hospitalización del paciente en su domicilio.

El equipo médico, además de cumplir con la respectiva historia clínica, debe llevar un registro minucioso de cada actividad realizada, cada visita, cada insumo y cada equipo empleado.

El equipo de atención médica finalmente egresa al paciente, ya sea por cura, mejoría, muerte, indisciplina o por solicitud del mismo paciente o su familia, en caso de que decidan abandonar el sistema.

DISEÑO DEL SISTEMA

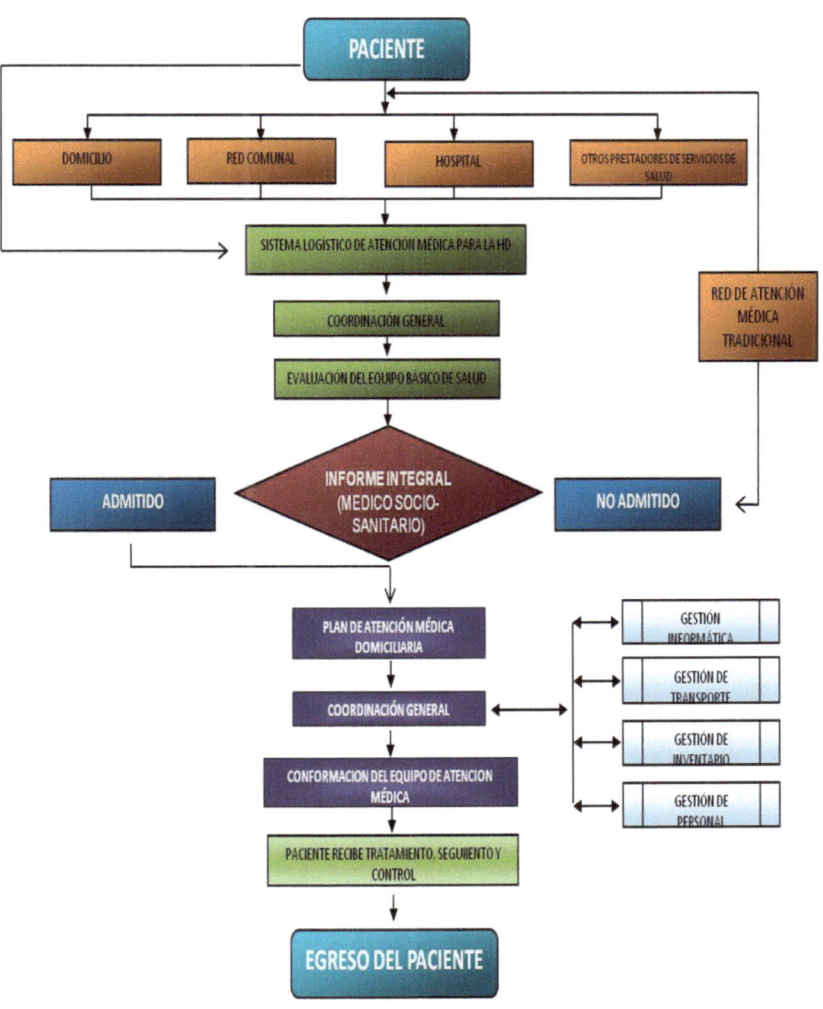

FIG. 4-3. Flujograma del sistema HD

EVALUACIÓN DEL SISTEMA

La evaluación del sistema de atención médica domiciliaria comprende, en primer lugar, evaluación de cada proceso que se lleva a cabo dentro del sistema: gestión de todos los procesos administrativos, indicadores de atención en salud (morbilidad, mortalidad, etc.), resultados (cobertura, rendimiento), cumplimiento de programaciones y seguimiento de guías y protocolos. En segundo lugar, comprende la evaluación de la calidad de la atención al paciente, el cual consiste en la realización periódica de encuestas de satisfacción aplicadas a pacientes atendidos, a los cuidadores, e incluso, al personal asistencial que participa en el sistema.

Se recomienda que estos instrumentos de evaluación de satisfacción sean aplicados por personal que no forme parte del equipo de atención médica domiciliaria, así se podrá evitar los sesgos y mantener la validez y confiabilidad de los resultados.

CONSIDERACIONES FINALES

No se puede finalizar este trabajo sin considerar recomendaciones básicas; de alguna manera podrían contribuir a coadyuvar en la creación, la implementación, el buen desarrollo y la adecuada evolución del sistema

DISEÑO DEL SISTEMA

propuesto. La idea no es solo construir y poner en marcha este sistema, también es fundamental generar y establecer todos los procesos necesario para lograr una gestión eficiente, efectiva y visiblemente exitosa. Se pueden señalar las siguientes recomendaciones:

-Evaluar periódicamente el funcionamiento de los servicios de hospitalización de cada hospital, independientemente de que estén adscritos a una u otra dependencia gubernamental o pertenezcan al sector privado. Para ello, se debe aplicar instrumentos que recojan información sobre el nivel de satisfacción de los pacientes atendidos.

-Priorizar los problemas fundamentales que se observan en los servicios de hospitalización, sea de carácter tradicional o no, de tal manera de ir dando respuestas progresivamente a tales problemas.

-Promover a nivel gubernamental y no gubernamental, la implementación del sistema de atención médica para la hospitalización domiciliaria, con ello se irían gestando todas las bases para alcanzar la ejecución de este proyecto.

-Implementar un plan piloto que permita definitivamente dar inicio al sistema de atención médica para la hospitalización domiciliaria, de tal manera que se puedan ir planificando, desarrollando, controlando y evaluando todos los procesos de gestión de esta implementación.

-Incorporar al personal asistencial de la red comunal de salud en las actividades que corresponda a la atención médica para la hospitalización domiciliaria, en el momento en que se inicie su funcionamiento.

-Procurar una efectiva integración en un solo equipo multidisciplinario de todo el personal que labora en los diferentes niveles de atención médica.

BIBLIOGRAFÍA

Almarza, M (2007). "Hospitalización Domiciliaria desde una perspectiva administrativa y asistencial, Caso: Rosario Home Care –Cabimas". Trabajo de Grado. Universidad del Zulia. Venezuela.

Armengol, G; Pedrajas, J; Salgado, X; Hinojosa, J; Martín, L; Del Castillo, G. (1999). "Análisis de los procesos infecciosos seguidos en una Unidad de Hospitalización a Domicilio" Disponible: ttp//:www.fehad.org/tdhad/textos 1.pdf. Revisado 06/09/2016.

Beltrán, J. (2004). Indicadores de Gestión. Herramientas para lograr la Competitividad. 3R Editores. Bogotá, Colombia. Pp 147.

BorrueL, A; Montardit, M; Diez, C; Martin, A; Magarolas, R; Carrulla, J. (2000). "Hospitalización a domicilio en pacientes con patologías respiratorias". Disponible: http//:www. fehad.org/stdhad/textos.pdf. Revisado 06/09/2016.

COCEBA (Consorcio del Centro de la Provincia de Buenos Aires). (2003) "Internación Domiciliaria". Buenos Aíres: PAMI. 2003.

Constitución de la Republica Bolivariana de Venezuela. (2001). Gaceta Oficial número 5453, del 24-03-00.

Corporación Médicos para Chile. (2013). Hospitalización Domiciliaria. Disponibleen:http://www.médicosparachile.cl/hd/documentos/HD%20Resumen%20/Seminario.pdf. Revisado 13/09/ 2016.

Cosialls, D. (2000). Gestión Clínica y Gerencial de Hospitales. Madrid, España. Ediciones Harcourt, S.A. Editorial EDIDE, S.L. Pp.197.

Cotta, et al (2001). "La Hospitalización Domiciliaria: antecedentes, situación actual y perspectivas ". Rev. Panamericana de Salud Pública (OPS); 10 (1): 45-55.

García, E. (2000). "La Hospitalización a Domicilio". Instituto Panamericano de Gestión de la Salud. Disponible en: http://www.Gerenciasalud.com/art402.htm. Revisado 13/09/ 2016.

BIBLIOGRAFÍA

García, J. (1993) Indicadores de Gestión para Establecimientos de Atención Médica (Guía Práctica). DISINLIMED, C.A. Caracas, Venezuela.

Gutiérrez, Elena et al. (2014). Gestión logística en la prestación de servicios de hospitalización domiciliaria en el Valle del Cauca: caracterización y diagnóstico. Universidad del Valle, Colombia. Disponible enttps://www.icesi.edu.co/revistas/index.php/estudios_gerenciales/article/view/1896/html. Revisado: 01/11/2016.

Ley Orgánica de Salud. (1998). Gaceta Oficial de la República Bolivariana de Venezuela, número 36579 del 11-11-98.

López, I; Baydal, R. (1999). "Hospitalización a domicilio, una alternativa a la Hospitalización convencional". Líneas de futuro. Primer Congreso Virtual Iberoamericano de Neurología. UHD Hospital Marina alta de Denia. Alicante. España.disponible:http://neurologia.rediris,es/congreso-1/conferencias/asistencia-10.html. Revisado 01/11/2016.

Médicos por la Salud (2017). Encuesta Nacional de Hospitales año 2017. Caracas. Venezuela. Disponible en http://enh2017.blogspot.com/ Revisado 14/03/2017.

Monterroso E, (2000). "El Proceso logístico y la gestión de la cadena de Abastecimiento". Disponible en http://www.unlu.edu.ar/~ope20156/pdf/logistica.pdf Revisado 01/11/2016.

Normas sobre Clasificación de Establecimientos de Atención Médica del sub-sector Salud en Venezuela.

Gaceta Oficial de Venezuela N° 32.650, decreto N° 1.798 del 21-01-1983.

Organización Mundial de la Salud (2001). Informe sobre la Salud en el Mundo; Salud Mental: Nuevos conocimientos, nuevas esperanzas. Ginebra, Suiza (2001).

Organización Panamericana de la Salud (2016). Indicadores Básicos 2016. Situación de Salud en las Américas. Washington D.C., Estados Unidos de América, 2016.

Ospina, J. (2004). "Modelo de atención domiciliaria integral" Unidad de Servicios de Salud (UNISALUD). Universidad Nacional de Colombia. Disponible: http://www.monografias.com/trabajos20/atencióndomiciliaria/atención - domiciliaria. sht ml. Revisado 15/10/2016.

Rosángela et al (2001). "La hospitalización domiciliaria: antecedentes, situación actual y perspectivas". Revista Panamericana de Salud Publica, 10(1), 2001. Disponible en: http://www.scielo.org.ve/pdf/rpsp/v10n1/5850.pdf. Revisado el 15/11/2016

Rousell, F. (2005). "La hospitalización en el domicilio reduce la mortalidad y los reingresos". XXVIII Congreso Mundial de Medicina Interna. Granada. Europa. 24 de septiembrede2005.Http://www.webdehogar.com/noticias/0409/24184324.htm Revisado 17/10/2016.

Temes, J; Carames, J; Araguas, T; Castro, M; Escudero, M; Miguez, E. (2002). "Gestión Hospitalaria". 3ª edición. Madrid, España. Mc Graw Hill Interamericana S.A.V. p. 306-307.

BIBLIOGRAFÍA

Vargas et al, (2007). "Indicadores de Gestión Hospitalaria. Revista de Ciencias Sociales. 13n.3.Maracaibo.Venezuela. En http://www.scielo.org.ve/scielo.php?pid=S1315-9518200 7000300006&script=sci_arttext. Revisado 20/10/2016.

www.ingramcontent.com/pod-product-compliance
Lightning Source LLC
Chambersburg PA
CBHW040315220526
45473CB00009B/2441